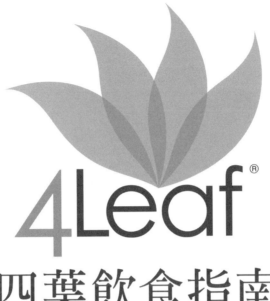

4Leaf®

四葉飲食指南

全株植物飲食新概念

吃出健康 ✎ 吃出活力

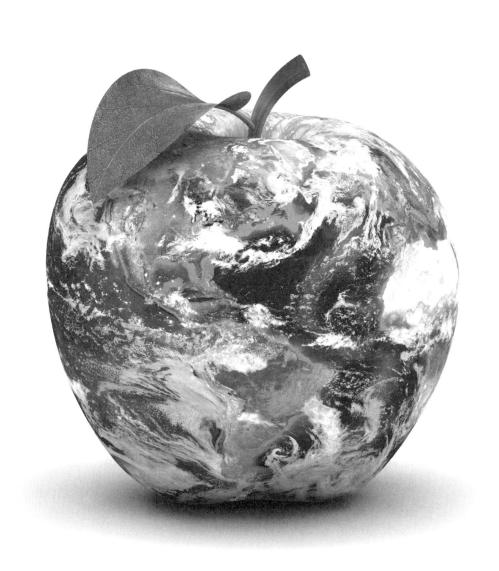

譯者序

　　黑格士（Hicks）先生寄給我的電郵讓我購買了這本飲食指南。由於章節言簡意賅，我一口氣就把它讀完，馬上開始我的四葉旅程。到現在為止已經九個月了，感覺一身輕鬆，精力充沛，疾病遠離，傷口癒合迅速，飲食簡單易行。其實，這不就是我們小時候經濟物質條件缺乏，清茶淡飯，菜蔬油水不足，偶爾節慶生日，點綴幾片肉食雞鴨的飲食？可是現在文明富足了，卻要追隨西方文明，多魚肉少菜蔬，文明病纏身，每日與 SAD 飲食為伍。醫藥健保花費，不斷提高，何苦來哉?! 全書最令人震撼的就是復活島（Easter Island）文明的消失，皆由人類的貪婪濫墾，把大自然恢復的平衡破壞無遺。另外，史蒂夫・移默特的「十億人口的預測」更是令人醒思，想想地球到時如何供養我們？

　　特譯此書與有心讀者共享，也更希望領導人有機會細讀後有所省思，採取有效的施政行動，於願足矣！

麥錦彬

2017 年 3 月

目　錄

contents

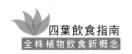

引言

　　《四葉飲食指南》涵蓋所有能幫助你踏上活力健康之路的資訊。在本書，作者闡述了在人類史上最具爭議和最重要的議題——在 21 世紀，如何選擇食物。在書中，你會了解為什麼這個議題如此重要，為什麼應該選擇合適的食物，這不僅僅關係到我們自身的健康。

　　在第 1 章裏，格拉夫醫生通過扣人心弦的故事引導我們去發現食物在治病和致病方面的力量。接著她講述了她如何利用自己的新知識「做食物」去挽救自己職業生涯上的失敗。她曾經只通過藥物和療程來治療病人而完全忽略了飲食的巨大作用。在以後的章節裏，格拉夫醫生會帶你探查醫師的工作及如何帶她的病人走上活力健康之路。

　　本書將會介紹四葉飲食法則——此法則不僅可以讓我們自己更健康，也可以讓我們的星球可持續發展。我們會幫助您發現該吃什麼而不是不應該吃什麼。我們會引導您扔掉廚房裏不健康的食品，並且提供購物和外食的竅門。我們也會提供一些初學者食譜並且引導你們去發現更多有用的資源及訊息。

大部分章節不超過 5 頁，並且每章都有描述性標題。讀者可以很容易找到自己想要的資訊。此外，我們也提供一些有效小貼士（tips），讓每個人可以把健康的飲食習慣和繁忙的生活相結合。同時也會教大家如何處理一些來自朋友、家人和同事的質疑、批評等而堅定信心，勇往直前。

通過本書，我們希望能激發你們的靈感而得到一些像格拉夫醫生所講述的那樣的故事。此外，在結語當中，另一位作者吉姆・毛利士・黑格士先生精闢解析了人類是如何把簡單的飲食演變到如今這樣的混亂而又不利於健康。

如果需要更多具體的訊息，只需要簡單的瀏覽目錄，您就會找到需要的訊息。如果讀完本書，您還覺得意猶未盡，請瀏覽我們的網址：4leafprogram.com。

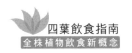
第**1**章

醫生先治自己再醫別人

凱麗 · 格拉夫醫生

　　行醫將近 20 年，我得感謝特麗莎 · 巴特勒開了我的眼界，使我看到醫學在治療上的失敗。這位年長的病人找我為她的焦慮及憂鬱症尋求治療。她的丈夫前陣子因直腸癌過世，我馬上聯想到這可能是造成她憂鬱的主因，結果不是，她告訴我她有一個酗酒成性的兒子叫巴比，而且還是啃老族與她同住。巴比不長進，只能打零工賺取微薄的收入，然後把這微薄的收入拿去買醉。特麗莎除了要打理巴比的三餐住宿外還要幫他整理家務，換來的卻是巴比買醉回來後還動手打她。為此，特麗莎一直接受一個心理諮詢師的輔導，輔導師卻插手舉行了一個家庭會議建議把巴比趕出家門，這一來，特麗莎就更沮喪了，幾乎無法自理生活。我先為她開了抗憂鬱的藥物來穩定她的病情。幾個星期後她來複診，微笑在她臉上綻放，神情也好像輕鬆了許多。家庭會議如期舉行，巴比被掃地出門。但是，特麗莎又決定讓巴比搬回來住。因為她在藥物幫助下並未感覺沮喪，她，以為自己靠藥物的幫助就可以應付巴比的粗暴行為。

　　這真是我行醫多年來的轉折點，我突然明白幫病人開藥只是治標不治本，深層病根完全沒有解決。我的感覺壞透了，我突然領悟到擔

任家庭醫生行醫以來，我開藥方去幫助憂鬱症的病人，本來以為可以幫助他們，事實上可只是幫他們維持在原本惡化的環境中。這真有如當頭棒喝，想起來，我和特麗莎又有什麼兩樣呢？我自己服了二十幾年的抗憂鬱的藥物卻找不出造成我憂鬱的真相，這可好，這藥物阻止了我去跳樓自殺卻讓我如此疲倦以至於無法去追根究柢找出病因。我沒有在聽我身體的傾訴，不管是肉體或精神的痛楚，本身就是一個警訊，他在設法告訴你出了問題，別再這麼沉迷下去，不舒服是讓你改變的理由，藥物卻把這身體想要告知我「你並不健康」的訊號阻絕了。現在我終於聽到了，我馬上停服抗憂鬱藥物，是時候了，老實說，我別無選擇。

任特麗莎‧巴特勒這事之後，我開始看「森林裏的小樹」，但在觀看到這部劇力萬鈞的記錄片之前，我還沒有望到整片的森林。太多事情值得我學習，這部由卡林‧康寶博士及可考德威爾‧艾索斯丁主講的影片告訴人們，我們正在用飲食謀殺我們自己！

天啊！我快要吐了！如果他們所云皆對，那麼我 20 年的行醫方式真是大錯特錯了，這就好比我讓病人把手放在熾熱的火爐上，然後給他們止痛藥讓他們能夠忍受疼痛，卻沒有告訴他們把手從爐子上拿開！

我起先還心存僥倖的希望這只是幾位素食的狂熱者，但是我讀了他們的研究成果之後，我的結論卻是如假包換，真的！

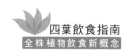

第 2 章

什麼是四葉？

吉姆 · 毛利士 · 黑格士

　　四葉是教導人們如何選擇接近完美的飲食的一種理念，當然我們應先定義什麼是適合人類的完美飲食。為了把理念簡單化，我選擇了康乃爾大學教授的詳盡營養學的研究，他把將近半世紀營養學的研究簡單化歸納如下：

> 「我們吃越多全株植物的飲食，我們的情況就會越佳。」
> 湯姆士 · 克林 · 坎貝爾博士，營養生化學

　　究竟有多麼簡單呢？以後我們會有更進一步一連串的解釋，但是我確信大自然之母為我們設計的飲食是以全株植物為基礎的，以後的章節就是要幫助我們明瞭這點。

　　下列的表格，我們把飲食分了六個層次，開頭是最不健康的典型：西方飲食。層次的區分是按飲食卡路里有多少由全株植物食材而來劃分。

不健康飲食 TWD 或 S4D 飲食	少於 10% 食材由全株植物而來，有肉蛋、奶製品、魚及深加工的食品，幾乎每餐如此，此類飲食會帶來一系列的健康問題。
比一般較好	含 10-19% 的卡路里由全株植物而來，在這層次飲食的人是在嘗試攝取比較健康的飲食，但他們應進一步了解什麼吃了更健康。
一葉	20-30% 卡路里是由全株植物而來，雖然比一般人多吃了全株植物的食物，但對防治疾病的能力尚嫌不夠。
二葉	40-59% 卡路里由全株植物而來，雖然比一般人多吃了四至五倍的全株植物，但要達到長期活躍的健康尚有一段距離。
三葉	60-79% 卡路里由全株植物而來，這層的人士開始能嘗試到全株植物飲食多帶來的健康效益了，因為他們卡路里攝取已經超過半數由全株植物而來。
四葉	大於 80% 卡路里由全株植物而來，只有少數人能達到此飲食境界，他們身型纖細無贅肉，充滿活力，不吃藥，健康活潑，幾乎病不近身且能健康長壽。

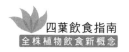

四葉規則對飲食脂肪含量的定義

典型西方飲食有 40% 的卡路里是由脂肪而來，坎貝爾及艾索斯丁博士會告訴你最適當的脂肪含量是提供 10% 的卡路里。要達到這個標準，十分困難，所以我們把這個標準修訂到 20%，給大家一點空間。

這也就是說，要達到四葉標準，你只需控制 80% 的卡路里是由全株植物而來，你只要注意你的脂肪攝取不超過 20% 的卡路里，為了達到這目標，你得小心這些高脂的全株植物，像酪梨、核桃乾果、橄欖或各類種子，大部分此類食物含 70% 脂肪，少食為妙。

如果你有心臟病，這些高脂乾果還是不吃較佳，因為實驗已經證實。

四葉問卷調查

我在 2011 年書中介紹了四葉健康吃法，這本書叫《吃得健康，吃出健康的世界》。借著在 2012 年春天這四葉問卷被推出，用來幫助人們了解自身飲食健康的程度。

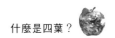

問卷有 12 個問題，兩三分鐘就能答畢，問卷記分的形式是在 2014 年經過四萬份問卷綜合整理出來的。

日記式的四葉問卷

這項四葉問卷是根據你每日攝取的項目取得，不是憑記憶，所以真的假不了，假的真不了。在本書 11 及 16 章中，格拉夫醫生將為我們解說她如何在她的病人身上使用這兩種問卷。這兩項問卷在本書附錄 A 及 B 上。其他有關四葉的教材及資訊可在以下網頁上找到：4leafprogram.com，裏頭有四葉表及一些深耕改進的工具。我們還在做應用上的改進，本書的目的就是幫助讀者如何用四葉或接近四葉的標準飲食，從全株植物中攝取大於 80% 的卡路里來保持活潑健康有力。四葉是四葉全球公司的註冊商標，這家公司在康乃狄格州，如果要更多有關資訊及智慧急救的問題，請上 4leafprogram.com 的政策篇。四葉全球公司是在 2015 成立的，我們的任務是要促進全株植物飲食的全面接納，為了全人類的健康，也為了有一個可持續的生態環境推廣植物為主的飲食。

四葉生活，促進有活力的健康，為我們自己，也為地球。

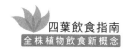

第 **3** 章
爲什麼需要四葉？

吉姆 · 毛利士 · 黑格士

本章的目的是針對發達地區的人們在飲食方式上的困惑做出澄清。

小歷史

生命在地球上興起於 40 億年前，人類的起始約在 20 萬年前，這在漫長的演化過程中只是一眨眼的工夫。在這 40 億年之間，上百萬各種不同的物種出現，大自然提供給他們該吃的東西，幾乎所有這些物種都根據造物者計畫去攝取當食物，惟人類例外。

為什麼會這樣呢？我們自認是最聰明的物種，但卻仍對該吃啥感到迷惘，正因為如此，我們有上千百種不同的飲食理論，把這原本的混淆不清攪和得更混濁到家了。

當然其中不乏一些很棒的飲食設計，但有些卻是糟透了的不健康，這叫普通老百姓如何取捨並決定該採用哪個飲食計畫，並知道原因呢？在這裏，我列舉了 71 種，按照英文字母次序排列由 A 到 Z：阿特金斯，最佳選擇，比佛利山莊，血型，佛教徒，坎貝爾設計，肉食動物，中國計畫，芯片，大腸癌，短跑，糖尿，杜坎，為活而食，伊甸園，

元素，2 號機，艾索斯丁計畫，隨興隨意，混食，只叉不切飲食，純吃葉，無麩質，格雷厄姆，葡萄柚，黑客，哈里路亞，以色列軍，珍妮‧克雷格，垃圾食品，袋鼠食，生酮飲食，合猶太人戒律飲食，奶素食，奶蛋素食，低卡食者，大益生，麥克杜格爾設計，地中海飲食，尼爾‧巴納德設計，營養系統，營養食家，沖繩飲食，美食家，歐尼斯設計，蛋素食，古單飲食，佩斯卡素食，監獄麵包，狄氏飲食，生蔬飲食，斯卡斯代爾飲食，西爾斯飲食，香格里拉飲食，瘦身世界，慢碳水化合物飲食，索諾瑪飲食，南海灘飲食，標準美式飲食，斯蒂爾曼飲食，無糖食，素食，吃素者，戰士飲食，體重觀察飲食，典型西方飲食，韋斯頓‧普乃斯飲食，集智飲食及食區飲食。

　　以下的 13 種飲食和四葉指南接近，他們是麥克杜格爾設計，2 號機飲食，歐尼斯設計，為活而食設計，狄氏飲食，艾索斯丁計畫，生蔬族，芯片，只叉不切飲食，坎貝爾飲食，葉食，尼爾‧巴納德飲食及中國傳統飲食。當然這 13 種飲食的創始者之間會有一些不同的小爭論，但基本上他們全都認同絕大部分的食材應是整株植物，而四葉測試主要是幫助您把這些不同的飲食設計量化（第 6 章），讓你知道你飲食有多少比例是從全株植物而來。但是這 13 種食物設計有人認為他們太過極端，尤其是只吃水果的水果餐及生蔬飲食，事實上世界上最健康的人口群都是以蔬菜、水果、五穀、豆類及馬鈴薯為主食，很多幫助病愈的飲食也以全方位的全株食物為主食，雖然全果餐及生蔬餐還要經過一番考驗，但是比起美國的標準飲食，還是要健康許多的。

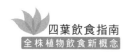
很多困擾與迷惑

時常我們在晚間新聞聽到很多似是而非而又自相矛盾有關營養學的新聞,把無知的大家搞得更無所適從。是時候對症下藥,帶來一股清流到這混淆不清的飲食方案,四葉食法為此應運而生。

四葉方案原則非常簡單,就是每日的卡路里攝取有多少百分比是來自全株食物。當有人說他是素食或素食主義,我時常懷疑他們在吃什麼,他們通常是列舉一些他們不吃的東西。事實上真正吃什麼反而是最重要的,所以我要讓他們告訴我以四葉飲食法為標準,他們得多少分,我就可以根據分數推測他們飲食方案的品質了。若要更深入的了解,我會要求他們再做問卷上的 12 條選擇題,我就可以籍此告訴他們改進的方針。這本書就是你所需要的參考大全,可以提供資訊改進你的飲食,讓你吃得更健康。

四葉飲食的設計是有彈性的,因為不管這飲食對健康的益處有多大,我們也明白飲食的改變是需要決心及堅持,不是每個人都能做到的,這還得看他們能多麼信任四葉原則,多吃全株植物的飲食。

我們附頁上的問卷調查和其他的一些工具就是為了幫助你達到四葉飲食的終極目標。下一章我們為你列舉了無數的理由說明這種吃法是合理的。

第 4 章
為什麼我們該吃全株植物為主食？

吉姆‧毛利士‧黑格士

讓我們由基本營養說起吧！我們身體要靠三項主營養（如眾所周知的蛋白質、碳水化合物及脂肪），但是請注意，這三樣營養素得有一定的比例，主營養之外，我們還需要維他命、礦物質、膳食纖維還有植物素（大自然合成的化合物，可以幫助我們抵禦疾病感染及癌症）。

全株食物涵蓋了以上所提的營養素，若以卡路里來計算，全株食物含 80% 碳水化合物，10% 蛋白質及 10% 脂肪，除此之外，它們還含有豐富的維他命、礦物質和植物素及膳食纖維。為什麼我們知道這是最佳的比例呢？繼續讀下去吧，原來典型的西方飲食或標準美國飲食，有魚有肉，有蛋有奶再加上一些加工食品，頂多只能達到 40% 的碳水化合物，40% 脂肪及 20% 蛋白質，它們提供的膳食纖維、維他命、礦物質及植物素是不夠的。非但如此，它們提供超高的脂肪還有膽固醇（阻塞血管的元兇），還有動物性蛋白質。你也許以為動物蛋白很好，但它卻和許多疾病掛鉤，後續我代為詳解。

大自然對每一個物種都有它的飲食計畫，是我們逐漸偏離了造物者的設計，我可以著萬言書搜集所有我們該吃全株植物的理由，但為

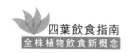

簡約的理由，請閱讀下列十條：

選擇全株植物的十大理由

一.在地球上與人類 DNA 完全類似的動物大猩猩幾乎只吃生的植物。

二.在觀察地球上特別健康的族群如墨西哥的塔拉胡馬拉族攝取的主要是玉米、瓜類還有豆類，但是他們卻非常健康又有活力，活得長並且幾乎不生一些慢性疾病。

三.遷徙的研究，當一些健康的種族遷移到大城市如芝加哥或達拉斯而轉吃所謂的美式標準飲食以後，他們開始得了像我們都市人特有的慢性疾病。

四.有病變沒病，《吃得健康，吃出健康的世界》這本書描述了五位醫生如何把一些慢性疾病逐漸逆轉，這些疾病包括心臟病及第二型糖尿病，痊愈率高達 90% 以上。

五.科研，康乃爾的湯姆士 · 克林 · 坎貝爾教授對這五位醫生的成果做了印證，是千真萬確的，坎貝爾教授是中國實驗計畫的研究報告作者，這是一部有史以來對流行病學最持久、最完善的報導，動物蛋白的攝取加上對全株植物攝取的不足，是造成慢性疾病的主因。

六.克林頓總統放棄吃牛肉漢堡了。那五個醫生中有兩位受到坎貝爾博士全株植物飲食的影響，不管贊同或反對，人家看到克林頓總統毅然決然的選擇了這種飲食方式來逆轉他的心臟病，那時這種飲食方式尚未成為主流。

七.植物的蛋白質含量也不少，地球上最強健的生物如大象、河馬及馬的食物皆是生的植物，他們仍然攝取足量的蛋白質，這完全是按照大自然給他們安排的飲食計畫的。

八.在搜攬了所有的有效資訊之後，美國最大的衛生保健保險公司凱舍普門雷特做出如下結論：全株植物的飲食方案對人類健康最為有益，醫生們應考慮向他們的病人推薦這種飲食方式。至於肉類、乳製品及蛋品還有加工的精細食物則少吃為贏。

九.亞伯特 · 愛因斯坦早就把這事搞清楚了，沒有比素食對人類在演化過程中更有利於生存的攝食方式了。

十.聯合國認為這個理念至關重要，在聯合國 2010 年 6 月份的報告中指出，全球如果改弦易轍到植物飲食就可以解決饑荒、貧困和氣候變遷等嚴重問題。

　　解決饑荒和氣候變遷這兩大議題，更讓我們覺得食物的選擇不單是對個人，更對人類、社會、地球有重大的影響，而選擇全株植物的飲食概念更是影響深遠。

　　毫無疑問的，典型的西方或美國飲食是無法永久持續的，因為地球沒有足夠的土地及水資源做為啟動。單單為了種植穀類來飼養牛羊豬雞，地下水的存儲已經被洗劫一空。當水資源耗盡，數十億的人口會因飢餓而死或是為了求生存而自相殘殺來降低人口膨脹的壓力。

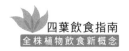
最後的底線

　　唯一的雙贏策略就是讓人類回歸到造物者為他們設計的飲食方式
——全株植物飲食，下一章我們為讀者做進一步的闡釋。

第 5 章
四葉理念對全球的衝擊

吉姆・毛利士・黑格士

除了吃後更健康之外,許多意想不到的好事都會接二連三的發生。當你逐漸走向更高的四葉分數來改變你的飲食的時候,你不知道你已經為改善這座星球盡了一份心力,當然你自身的健康更重要,但這僅是一個起始而已。

當你以全株植物食物來取代你卡路里的肉、蛋、奶和魚之後,你已經在幫助人類創造雙贏了。

> 你得到了健康
> 你在飲食上的花費更少
> 讓我們的生態系統有喘息的機會,繼續養活我們
> 為將來我們人類文明和人類長期賴以生存的環境的續存加把力

除了對我們的健康上數不清的好處之外,我要列舉下列十項對全世界的貢獻:

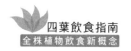
一、醫療保健的花費

美國每年在醫療保健的花費已經達到 3 兆美元。這個惡夢般的數字已經影響到這裏生活的方方面面。疾病控制中心估量我們 80% 的醫藥的費用與生活方式相關，而其中飲食占了很大部分。如果我們選擇了四葉的飲食方式，我估計可以把至少 2 兆美元省下來，這對大家都好呀！

二、世界饑荒

簡而言之，如果要讓地球上的人都選擇典型的西方飲食，我們沒有足夠的水和土地這樣做。

和生產全株植物的糧食比較起來，生產動物性食物需要 10 倍的水和土地，如果大家都吃這種典型的美式食物，我們需要兩個地球來養我們，但我們只有一個地球。

三、水源缺乏

這是當務之急，10 億人口不夠用水，而且每況愈下。飼養牲畜所需用水占用水之首位。長一磅牛肉所需用水超過我們一年個人平均洗澡用水。如果你每天都想洗澡，多吃些植物食物吧。

四、土壤侵蝕及森林砍伐

土地是有限的資源而我們卻在逐漸消耗它。由 1970 年開始，我們為了飼養牲畜，每年砍伐了三千萬畝的森林。此外，我們每年國土侵蝕已失去了像南卡羅來那州那麼大的土地，這也是為了要提供肉食到餐桌所造成的損失。

五、物種滅絕

由於我們在第四項的舉措，我們把成千上萬物種的居所、生物鏈及生態環境都破壞了。每一個物種在生態環境中都扮演了一個不可或缺的角色，由於人類飼養牲畜破壞環境，我們對物種的摧毀是自然淘汰的千倍，自恐龍滅絕之後，我們人類是物種滅絕的最大推手。

六、太過依賴礦物燃料

即使我們現在見到許多太陽能板，電池驅動的車輛和風車，自 1980 年以來，全球仍然過分依賴礦物燃料，並且有增無減，飼養牲畜這個行業用了很多礦物燃料來種植及運輸飼料及運送牲畜到屠宰場及屠宰後冷庫儲存或市場銷售，有力的解決方案不就是以全株植物的食物來取代肉食嗎？

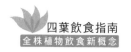

七、氣候變遷

　　人們對這個問題熟視無睹，從而加劇了很多其他的問題。聯合國發表的報告證實飼養牲畜所產生的溫室效應遠超過交通產生溫室效應的總和。很奇怪的是飼養牲畜所造成的溫室效應的問題，兩個環保組織包括綠色和平及塞拉利昂環保組織卻隻字不提，為什麼不呢？原來反肉食會影響這兩個團體的資金籌集。要了解這令人氣憤的真相，請看一部記錄片叫「陰謀」。

八、文明的延續

　　如果我們置之不理這些警示，不採取因應政策及行動以緩和惡變，這十年的黃金窗口將不可再復。許多知名專家包括史蒂芬‧伊馬特和列斯特‧布朗等都一致認同本世紀末人類文明會崩潰，我們必須學習和大自然和諧共處，我們的前途就在此一舉了。

九、人種的延續

　　誰能夠不關心這個議題呢？這是從 20 萬年前有人類以來最重大的議題。其他有關會威脅到人類生存的問題得經過好幾十年甚至幾世紀才會凸顯，可以暫緩解決，迫不及待的就是人類必須往吃全株植物為

主食的方向邁進。迄今為止，不但沒有進展，反而逆道而行！根據我對聯合國糧農組織發表數據的進一步推斷，每一個美洲或歐洲的個人接受了植物飲食的概念並開始實行，就有 100 個人在發展中國家要多食肉。

十、動物的痛苦

　　除了以上九點，我們人類對動物所做出的是極端可惡的，大約每年有 1000 億的牲畜過著悲慘的生活而最終被殘忍地犧牲以滿足人類的口腹之欲，如果把魚蝦也算進來，這個數字就超過 1 兆了，這個數字會更加速「上升」，因為發展中國家的人口要求更多的雞鴨魚肉及蛋奶！

是否我們已到了絕望的地步呢？

　　不，只要我們能影響億億萬萬的人多吃植物為主的理念，其實，這是一個最簡單又容易可行的做法，並且肯定奏效，另外的紅利就是我們找回我們的健康而且全株植物飲食一樣美味。

　　讓我們一起開始吧！這雙贏的四葉提案實在是太強大了而且不能再等了，請你先做下章四葉的調查問卷吧！

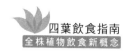

做四葉調查問卷

吉姆 · 毛利士 · 黑格士

四葉調查問卷

四葉調查問卷是開始健康飲食的重心，你只要花兩分鐘回答 12 道選擇題，我們就可以幫你估算你每日攝入的卡路里中有多少百分比是由全株植物食物而來。

計分方式

前四道題是以加分的方式來計算，而第 5 到第 12 道題則以扣分來計算。

如果你在網上答題，你的得分會自動幫你計算，否則，在本書附頁 A，我們為你提供了計算的方法。這樣，你也可以直接看到你每題所得的正負分，格拉夫醫生認為這個計分方式對她的病人特別有效。

四葉得分是否會成為你健康的把脈者呢？

美國疾病防治中心預估不好的飲食就像吸煙一樣對你身體有害，事實上病人每次看病時都要被詢問是否吸煙，卻沒有被問每天吃些啥，

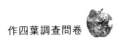

這主要是因為沒有一個快速有效的工具，這下子有了！

這簡單的四葉問卷只要花兩三分鐘就可以答完，但是卻能為病人把脈看他平時的飲食是否健康。

閒話少說，做做你的四葉問卷題吧，你可以上網或者使用本書附錄 A，上網 www.4leafsurvey.com 你量身訂做的報告會自動電郵給你，並且會詳細的告訴你如何改進你的成績，永保健康。

在附錄 A 上作答，第 167 到 169 頁，自己記分，你馬上就知道你在哪裏被扣分及以後如何改進你的成績。下一章，我們會為你的成績做更加詳盡的解釋。

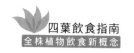

第 **7** 章
你成績的闡釋

凱麗 · 格拉夫醫生

世界上最健康的人 80% 以上的卡路里來自全株植物的食物，現在讓我們看看你的成績如何。和其他人相比，你的飲食層次屬於哪一類。

不健康的飲食

你飲食卡路里攝取來自全株植物食物少於 10%，這就是所謂的典型西方飲食或是更精確的說標準美式飲食。你的飲食是這樣的組合，肉、奶、蛋、魚和一些深加工的食品，幾乎每餐都是，你從這樣的飲食組合得到的是這些食物損害你健康的壞處，卻完全得不到全株植物飲食的好處。讓人傷心的是大約 68% 住在西方社會的人都得到這種成績。

比一般較好

這種人的飲食有 10-19% 的卡路里由全株植物而來，在西方社會大概有 28% 的人可以得到這個成績。這組人在嘗試吃比較健康的飲食，這些人說我已經放棄吃紅肉了，而且對我的飲食非常注意，因為其他

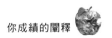

68% 西方社會人士得到的成績都是在不健康的範疇，所以這組人算是吃得不錯的了，但是離活潑健康的飲食還是差了十萬八千里。

一葉

你的卡路里攝取有 20-39% 是由全株植物而來，西方社會有 10% 的人口可以達到這個成績或稍佳，你比一般大多數人吃更多的全株植物，聽來不錯，但要達到我們要求的水平得加碼雙倍的攝取全株植物呢！

二葉

你已經達到 40-59% 的卡路里由全株植物而來，但是西方社會只有 3% 的人能達到這個水平，既然已經走在這條路上無庸質疑只要加把力就可以臻至長壽健康啦！

三葉

你大概有 60-79% 的卡路里由全株植物而來，已經在很好的飲食區塊，也能感覺到許多健康飲食的好處，再加把力，你就可以跨入四葉完美飲食了。

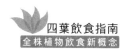

四葉

　　恭喜啦！你有 80% 的卡路里由全株植物得來，你已經位居全世界最健康的飲食者，在這區塊的人士身材苗條適中，活潑健康有力，不服藥，幾乎百毒不侵不生病，能活得健康活得長壽！

　　你大概有問題要發問了，請看下一章吧！

第 **8** 章
有關四葉問卷常有的問題

凱麗 · 格拉夫醫生

一、四葉評估準確性如何？

你也許在懷疑怎麼 12 道問題就可以把卡路里的百分比算得一清二楚。我們這裏要強調的是估算，我們在讀這本書的時候，這個評估方法自 2012 年 4 月設計出來已經用了 4 萬次，其中經過幾次微調，讓我們的估算更加精確，沒有調查問卷可以做到絕對精確，我們的算是不錯的了。

如果你實在不同意問卷調查的結果，那麼就老老實實的用卡路里值去計算吧。把代表你一天全株植物食物的卡路里用總吸收卡路里來除一下就好了。另外一個方法就是檢視你的採購車的項目，把植物代表的項目除以總採購食品的卡路里也可以算出。

二、吃全葉餐或是生蔬也符合四葉原則嗎？

是的，因為他們 80% 的卡路里都由蔬菜植物而來，即使他們問卷成績達不到四葉的標準。但是有一點例外，就是有些人的蔬菜飲食攝取的卡路里太低了。

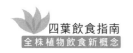

所以如果你是這類人士，你是在攝取四葉飲食，只是成績不臻理想罷了，問卷調查只是在幫助我們了解我們吃得到底有多健康或多不健康並告訴大家如何改進吃得更健康。

三、四葉和素食者及全素者有啥不同呢？

我們用這個 V 字來說明這兩種飲食主義者他們什麼不吃，素食者不吃動物的肉，全素者則肉、蛋、奶全戒，包括由豬皮提煉的明膠（Gelatin）。而四葉飲食在教你如何由全株植物食物中吃得更健康更有活力，四葉問卷教你盡量吃全株植物飲食（問題 1-4），而把其他種食物的飲食盡量降低，即使這樣，我還是不鼓勵大家食用動物產品。

四、爲什麼蔬葉汁不計分呢？

這樣說好了，蔬葉汁不算整株植物食物，因為只榨取了汁液而把渣滓丟棄了，飲蔬葉汁你攝取了很多營養，但是你也攝取了很多糖卻丟棄了纖維素。所有蔬汁等於是雙面人，對你有好處對你也有壞處，所以蔬汁我們把它的分數算零吧！

五、爲什麼全麥、五穀的食品及麵條沒分？

雖然這些食品比白米白麵好，但是它們比不上整粒的穀粒來得好，因為它們經過加工的手續，所以不是全株植物了，所以零分！

下章，我會繼續為大家解釋四葉問卷的方法及如何應用。

四葉工具箱

請參考 4leafprogram.com，你可以把它印出來慢慢欣賞，裏面每一葉都有詳細的解釋，從一到四葉。

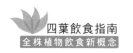

第 9 章

我拿到分數了，怎麼解讀？

凱麗・格拉夫醫生

你對你的成績感到驚訝嗎？我是這樣的，我以為我吃得比一般人健康呢。當我拿到第一次問卷的成績，結果連一片葉子的成績都達不到！如果你的成績也不好，不要那麼揪心，因為許多人也和你一樣。除非你已經是前 1% 的層次，你仍然有許多改善的空間，如果你已經達到四葉的水平，把書本合起來吧，但是別忘了你的至親好友喔！你可以以身作則告訴他們你的親身體會，吃四葉飲食有多棒呀！幫助自己，又幫助地球，一舉兩得，何樂不為！

四葉記分制是基於一個非常簡單的理論，吃全株植物食品加分，其他的減分。看一下對問題 1-3 的答案，如果你沒得到每題 12 分，那麼你就得趕快改進你的食材，使用這三題所要你攝食的種類，你會覺得不但得到了身體所需的營養素，而且身體的功能更佳，並且你把那些讓你得到慢性病的食物逐漸減少。

現在，讓我們一起檢討你第 5-12 題的回答，你哪裏掉分數啦？把肉食及深加工的食物去掉吧！還有奶油、牛奶、奶昔、乳酪、紅肉及白麵粉等，別煩惱，其他食物仍然可提供足夠的蛋白質及鈣的，以後

再討論，拿早餐做例子吧！

比如你平時早餐吃英式鬆餅三明治，上面有蛋、火腿及乳酪。這些全是丟分的食物，而你的卡路里沒有一樣是由全株植物食物而來！試試換成全燕麥，加上水果，一點兒杏仁奶，那麼你 90% 的卡路里就由全株植物來了，多麼簡單！杏仁奶不算全株食物，但你只用少許。

來談談午餐和晚餐吧！

試試把你的鮪魚白麵三明治換成一碗有豆和糙米的蔬菜湯吧！正分來負分走啦！

有關於 OMEGA-3 的問題

這個問題的答案有點兒蹊蹺的，不是那麼容易回答，如果你的答案不是「是」，那麼你也許覺得你需要吃些魚或者魚油以攝取足夠的養分，其實也未必。事實上，OMEGA-3 對 OMEGA-6 的比例也相當重要，如果以肉食為主，你的攝取 OMEGA-6 就會過多影響了營養的合成而得不到 OMEGA-3 的平衡作用。如果這個比例太過懸殊，那麼我們就要生病咯！如果你以全株植物為主食，那個自然平衡就會存在，不必多做什麼，所以你也不必捨近求遠找含 OMEGA-3 高的食物如亞麻子、火麻仁及奇亞子了。

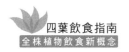

人造肉及人造奶酪呢？

我並不是找這些提倡代用食品的人的麻煩，有些人在初期轉換時可能比較容易，像和尚也吃素雞素鴨一樣。但是全株植物飲食仍然是你最佳的選擇，不費事也不費力，大自然已經把它們包裝好了。

底線

開始你新飲食的冒險及滋養吧！找一些好的烹調配方好好地試一些素食者的美食吧！別去嘗試那些假魚假肉了，相信我，你會開始喜歡這些水果、蔬菜、五穀及豆類食品的，還有，更重要的是你會更喜歡你的新容貌及身材的展示了。

所以你是一躍而入進入這新飲食的規範還是按部就班一步步來就是我下章要討論的重點了。

第 10 章
嬰兒小步還是一躍而入？

凱麗 · 格拉夫醫生

好啦！現在你決定要努力達到活潑健康的境界。那麼你是想一小步一小步的循序漸進以達到四葉標準呢？還是你想一躍即或達到最高境界？

聽聽專家們怎麼說：

狄恩 · 歐你思醫生

經驗是做全面的快速改變比一小步一小步的改變來得有效。請聽他慢慢道來，如果你決定慢慢來，結果是兩面皆不討好，一方面是你原來想吃的東西不能吃了，另一方面卻是你又看不到改變的效果，體重不降，膽固醇、血壓及心臟負荷也不見好轉。

約翰 · 麥克道格爾醫生

如果你真心要改變，就把 100% 的精力花下去吧！很多人以為慢慢改變是好的，但是除舊布新把不好的習慣改掉還是以一次性的效果最為顯著，戒煙戒毒不也是這樣嗎？只有 100% 地徹頭徹尾的改革才能收效。一個吸煙者每日減少到只抽四支煙事實上只是在折磨自己！

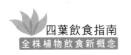
湯姆士 · 克林 · 坎貝爾博士

選擇跟從這個飲食計畫是需要徹頭徹尾的改變的，如果只是敷衍了事，反而會事倍功半。如果你是肉食的，你會吃它們而且越吃越多，要麼你就覺得被局限了。如果你想反正全株植物飲食隨時都有，急啥，這種心態就不利於你下定決心來做長期的改革。

考得威爾 · 艾索斯丁醫生

他的忠告簡單明瞭：適中適得其反，要做就做唄！不做拉倒，別居中騎牆！

當然也有例外的，但是一般說來，一開始你就緊抓不放堅持下去，你的成效就越大而且能得益於終身的活潑健康。

追求活潑健康

四葉飲食健康簡潔有力，讓你終身信守。值得你終身依循並得到活潑的健康。如何對自己信守承諾來做改變呢？那就是你的決心和毅力了，讀完這本書，就是你邁出了第一步學習如何吃全株植物對健康的追求，在此，我再向你要求兩個小小的承諾。

承諾 1：四星期內轉換成四葉飲食。

　　只有這樣快速前進才能有所斬獲，當然我也知道在這期間你的心態要做改變，當然這不會一覺醒來事情就改變了，你必須學習新的烹調技術及配方，並且養成新的養生習慣，這原因就如前面所有專家的推斷，越快達到四葉越見成效。

承諾 2：連續吃四個月的四葉飲食。

　　我再要求你無論如何，連續信守這種四葉飲食四個月，這樣習慣就會生根結果，你有可能一生都會信守這健康飲食的承諾了。

回轉餘地

　　我知道一般人不喜歡全或無，但是在實行起來還是有回轉的空間，像你達到 80% 的卡路里是由全株植物而來就算達到四葉的標準了，但是我還是要奉勸各位盡量避免負分的食物。

　　是的，負分的食物不要吃，它們是蛋、奶、魚、奶酪、甜品、鹹的零嘴、白麵、糖及油等。當然，你偶爾吃了不該吃的也不是什麼了不起的大事，因為我們也知道不健康的食物到處都是，想完全避免也是極不可能的，原則就是你不要特意去吃這些食品，不知者不罪啦！

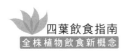

嬰兒步

雖然我不推崇嬰兒小步的方法，但也有人以此法最後達到四葉飲食成功的活潑健康，我也承認即使達到二葉的程度也遠比原來不健康的飲食強多了，因為你避開了生病和短暫的壽命。

這是你的生命生活，你自己做選擇，要快要慢，要生病要健康都是自己的抉擇，雖然 80% 的人選擇了不健康的飲食及生活方式，我衷心希望為了自己的健康著想，會選擇四葉的飲食方式，你現在大概已經盤算好了如何起步了，以後這幾個月可以幫忙你決定一生的命運，下一章我和你分享我如何把這個理念和我的病人們溝通。

第11章
爲我病人講解四葉觀念

凱麗・格拉夫醫生

湯姆・米勒先生是一位熱愛運動的狂熱分子，今年 52 歲，但是屢犯腎結石，今天他來我診所討論他泌尿科醫生爲他所做的 CT 掃描。

格拉夫：湯姆，你的 CT 掃描單沒再見到腎結石了，但是在你的血管壁，我們見到許多結痂痕，特別是在大動脈裏頭。痂痕是膽固醇及脂肪在血管壁上沉積的結果，你是否感覺到腿痛或胸痛，還是在激烈運動時喘不過氣來？

湯姆：你開啥玩笑？我吃得很健康，每周運動三次，每次數小時，並且 25 年前就戒煙了，這簡直是不可置信，而且我也沒感覺到胸腿痛或是喘不過氣來！

格拉夫：我知道這消息讓你感到意外，因爲你覺得你爲你的健康該做的都做了，但是你的驗血報告結果並不好，你的膽固醇總數是292，雖然高密度脂蛋白數字不錯，但是壞膽固醇的低密度脂蛋白卻是177，高於 130 的警戒值，你的三酸甘油脂值也偏高到 222 和正常值的180 相比起來，相差頗巨。

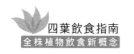
湯姆：那麼這一定是遺傳了，我做每一樣對的事情呀！

格拉夫：也許你有理，但在我開處方之前，讓我們對你的飲食做一個調查。

湯姆做了四葉問卷，結果得了七分，解讀是比一般稍好，雖然他吃很多蔬菜，但他的 80-90% 的卡路里卻由肉食及加工食品而來，而非全株植物食物，那麼他做對了什麼呢？每天吃三份蔬菜加上避免加工食品。

他究竟做錯了啥？他以為只要避免紅肉，吃白肉及海鮮應該沒有問題，除此之外他吃了很多奶製品及蛋做為他蛋白質的來源，橄欖油也用得多加上每晚喝四杯紅酒。

格拉夫：湯姆，我不知道你是否屬於因遺傳的問題而需要靠藥物來控制膽固醇的那種人，但是我確知即使你有遺傳的問題，吃高膽固醇的肉類和海鮮而非全株植物等於是火上加油呀！這只有把事情搞得更糟，我推薦你看一部叫「叉子勝過刀子」的記錄片去了解為什麼全株植物的食材對人類比較好。

我這兒正好有這部記錄片的光碟，你可以借回去看。如果你有訂

NETFLIX 公司的電視電影播放也可以上去選擇。影片裏提到的飲食方式就是你剛才做問卷的依據，這飲食不但能讓你血管內壁的痂痕消失，並且還可以防止以後痂痕的繼續生成，再看看艾索斯丁醫生在治癒克利夫蘭診所放棄治療的幾位心臟病人。

湯姆：那麼你說我現在是一個心臟病人了嗎？

格拉夫：這麼說吧，痂痕沉積或動脈粥樣硬化不是單一的疾病，而是整個血管系統的問題，所以也有可能你整個血管系統都有此現象。好消息是你時常運動所以尚未有心臟病的徵兆，你繼續保持運動，我們來調適你的飲食吧，這個飲食方式也可以把多年來困擾你的腎結石徹底根除。

湯姆：這太好了，我被結石困擾多年了，曾經為打通腎的運作，醫生還幫我插入導管，心臟病發作我就更不要了。

格拉夫：那麼我一起來改善你的飲食吧！這是要花些時日的，不過我要你現在看記錄片先了解一下為什麼這個飲食方式可行，同時你必須在我們下次門診前做下列的一系列改變：

一．停止所有乳製品，

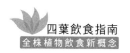

二.吃燕麥片，要吃那種沒有經過加工過得煮上五分鐘以上才能吃的，
把蛋也停了，

三.改喝杏仁或豆奶，

四.中餐改喝湯類取代火雞加乳酪的三明治，蔬菜湯加上各種豆類或是
不加肉的辣湯或是黑豆湯，

五.把每日的紅酒減低至 2 杯以下。

湯姆：為什麼把酒也要減少？酒不含膽固醇吧？

格拉夫：沒有，但是三酸甘油脂是脂肪和糖的混合物，酒裏的糖會提升三酸甘油脂，酒精對肝也不好，如果你喝酒的原因是因為焦躁，那麼我們得另外想辦法。

我們今天談得很多，在我們下星期再會之前，你有很多家庭作業要做，自己也要多想，為何要做這樣的改變，在這期間，你若有什麼問題，請隨時打電話到我辦公室來。如果那時四葉指南已經出版了，我會讓湯姆看下一章，並建議他看此章提及的附錄。

第12章

四星期達成四葉水平

凱麗・格拉夫醫生

轉型的過程不是非常拘泥的，可以因人而異。通常我為我的病人量身訂做，也看他們各人的喜好。我為病人的設計是讓他們進入狀況而同時又能達到最大的效應，我在健康食材裏找他們平常已經喜歡的食物，在他們進入新食譜之前，不做巨大的改變。

如果是開班授徒呢，一對一的教學就不允許了，所以必須比較有計畫，我的經驗是四星期就能達成，下面是我用在班上的設計（請參看本書附錄 C）。

第一星期——計畫期

首先想好該吃啥，買啥並做批量的烹調，決定經常要吃的早餐還有零食，周末之前，就得把你櫥櫃裏不健康的食品統統丟掉。

第二星期——早餐及零食

開始計畫中晚餐及食材採購，也每天開始新的早餐及零食。追蹤你的進展，用的是四葉日報表，想想下星期如何吃四葉午餐，採購並

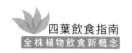

儲備以下這些健康食材在你的食櫥裏，燕麥、碾碎的小麥片、乾果、豆類、五穀雜糧、糙米和藜麥等等。

第三星期──中餐

繼續你的餐飲及採購計畫，繼續你的早餐，健康零食，也開始你的四葉中餐了，繼續做你的四葉日誌，也開始下星期的晚餐該如何計畫。到這時候，你食櫥裏不健康的食材或零食都已經該丟光了。

第四星期──晚餐

繼續你的飲食計畫，採購以及批量烹煮，除了繼續四葉早、中餐及零食之外，現在又加入晚餐了，繼續你的四葉日誌，並計算出分數，找出哪個項目讓你得了負分或得不到更多正分的項目，略做調整。

下一步驟

希望你看完這本書，也願意開始實施四葉飲食計畫，至於你想照我的建議還是自己擬訂計畫並不重要，重要的是你願意做。

附錄中四葉系列

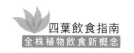

食譜比比皆是

凱麗 · 格拉夫醫生

　　這本書我們提供了一些起始的配方供您參考，但是我們並沒有把重點放在配方上是有原因的：

一 . 我們要把這本書呈現的簡潔不繁瑣以平價銷售，讓大家都買得起，如果放太多配方又加上彩色呈現就會貴而不實了。

二 . 現在大家都用電腦了，只要稍加搜索，配方隨手可得，何況還有許多都是免費的。

三 . 重要的是我們要指引你到哪兒去找甚至自創配方，記得教人釣魚的故事嗎？給魚竿不給魚。

配方的網頁：

　　我們給全株植物飲食的朋友提供了一些網頁如下：

01. 4leafprogram.com

02. chocolate covered kate.com

03. dr mcdougall.com

04. engine 2 diet.com

05. fatfree vegan.com

06. forks overunives.com（加上一些應用的項目）

07. happyherbivole.com

08. nakelfoodmagzine.com

09. nutritionstudies.org

10. ohjheglows.com

11. onegreenplanet.org

12. peta.org/reapes

13. straightupfood.com

14. thesimpleveganista.blogspot.com

食譜

　　有些讀者可能喜歡整本的專業書而不喜歡網頁搜索，這我能理解，我父母都是英文教師，我愛書愛得不得了，更不要說是食譜了，這兒我們向你介紹一些我們喜歡的有關書籍：

- 中國實驗計畫明星配方的集大成，琳娜　·　坎貝爾

- 中國實驗計畫食譜，琳娜　·　坎貝爾

- 叉子勝過刀子食譜，達爾　·　司徒餅

- 快樂的食素者（所有的），琳賽　·　尼克森

- 哇她蒸光了食譜，安吉拉　·　立登

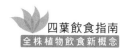

- 全植國家食譜，金恩 ・ 坎貝爾
- 由地直來，米拉和馬利亞 ・ 古德廷
- 儲能食譜，柏琳達 ・ 巴吉兒

下列的不只是食譜，還傳遞一些有關全株植物飲食的知識：

- 2 號發動機飲食和我的牛有肉，雷普 ・ 亞瑟斯坦
- 叉子勝過刀子，全株植物飲食帶你走向健康之道，吉恩 ・ 司通
- 叉子勝過刀子計畫，除了不用四葉問卷的工具之外，具體帶你進入全株植物飲食的好書，娥客娜 ・ 普約馬太 ・ 拉得門
- 預防及扭轉心臟病，考德威爾 ・ 艾索斯丁

不過得提醒各位就是有些配方及食譜不見得能在四葉問卷上得高分，但說是一個開始，有些配方用油多，我們建議各位把油省了，有些雖然有很多五穀雜糧，但是卻加工過度，建議你們適度使用。

自創配方

吉姆自創了一個水手每日燕麥配方，他覺得一個單身男人即使不會煮食也能做出這樣的配方，大家應該都行，有興趣，請看本書第 176 頁或上網頁 4leafprogram.com 的配方副題。

附錄的配方

由第 172 頁的附錄 C 可以找到四星期達到四葉飲食的目標的一些我們特別喜愛的配方。

另外一個主意，吉姆和我在紐約時報上也找到了一些配方，稍加修改就屬於四葉飲食的三葉或四葉配方了，我們稱之為飲食工程 101：把一個平凡的配方升級為好味道、營養及有利於健康的飲食。

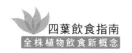

第 14 章

食物採購及走私貨

吉姆・毛利士・黑格士

我在海防部隊服務的時候學到走私貨這個字，意思是非法進口的貨物，所以如果你的冷藏櫃內還有乳酪，凍櫃裏還有牛肉，以四葉飲食的標準說就都是走私貨啦！

說真的，你偶爾偷食一些以前享受的食物也可以達到四葉的水平，但是我想告訴你，你不需要此類食物也一樣可以活得很愉快達到活潑健康。

辦法是這樣的，必須認知採購時丟進手推車的主食和「走私貨」，結果都會進到你的肚子裏，我們先是讓你把這些「走私貨」從廚櫃裏丟掉，其次就是要避免不小心把它們帶回家了。

清理你的廚房

和你採購的手推車一樣，如果「走私貨」上了車就會最終跑到你的肚子裏，所以在廚房裏發現這些東西時怎麼辦？全部丟掉嗎？

不。但也不要存到你的地下室去，因為你腦子裏就會有這一切都

是暫時性的想法，你要想盡一切辦法讓你的腦子完全去適應四葉飲食的精神。那麼你把這些乳酪、牛奶、奶昔、冰淇淋、罐裝肉、冷凍肉餐、漢堡肉、雞肉放到哪兒呢？我建議你把他們包裝好送交慈善機構、鄰居或朋友。

我兒子傑遜不同意我這種做法，他說己所不欲，勿施於人，我是覺得太浪費了，何況一般人都認為這些都是好的食物。

這樣說吧，一般人還是會繼續這種傳統的飲食，也許直到他們看到你改變飲食前後的重大差異，他們是不會輕易接受這種新觀念的，也希望這樣做不浪費也少殺生。

採購食材

第一件要做的事情就是把要買的食材調味料作一個清單，這些材料就是你要準備家居飲食的材料了。另外一個小貼士 (tips) 就是盡量買新鮮的蔬菜瓜果，這兒你不會找到營養價值的提示，因為它們不是經過加工包裝的食品。

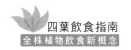

當你購買加工包裝食品，包裝的背面是有營養成分標示的，讓我們來看一下其中重要的主項標示，它們是脂肪、膽固醇、鈉、膳食纖維和糖，其他的項目是次要的。

一、脂肪卡路里

計算脂肪卡路里百分比是把脂肪卡路里除以總卡路里，你手機裏的計算功能或是手算 110/250=44%，此數字遠超過 20%，別買這項產品。

二、膽固醇

只要有膽固醇的標示，表示該產品有動物原料，就別買了，這項產品有 30 毫克膽固醇，別買。

營養標示		
份量一杯	228 克	
包裝份量	2	
含量在一杯份量		
卡路里 250	脂肪卡路里 110	
		% 每日所需量
脂肪	12 克	18%
飽和脂肪	3 克	15%
反式脂肪	3 克	
膽固醇	30 毫克	
鈉	470 毫克	20%
碳水化合物	31 克	10%
膳食纖維	0 克	0%
糖	5 克	
蛋白質	5 克	
維生素 A		4%
維生素 C		2%
鈣		20%
鐵		4%

以成人每日需 2000 大卡卡路里為計量標準

卡路里		2000	250
脂肪	小於	65 克	80 克
飽和脂肪	小於	20 克	25 克
膽固醇	小於	300 毫克	300 毫克
鈉	小於	2400 毫克	2400 毫克
碳水化合物		300 克	375 克
膳食纖維		25 克	30 克

三、鈉

這兒我又有一個小帖示，把鈉的毫克數字和卡路里比較，如果低於卡路里的數字就可接受，在本例子中，470毫克比250卡路里，高得不可接受。

四、膳食纖維

是重要的營養素，在人體扮演不可或缺的角色，讓你的身體功能能正常運作，我們建議你找高纖維的食品，如果纖維指數是零，很可能就是動物食品，只有植物食品才含有膳食纖維。

五、糖

越低的攝取糖對身體越好，加工的非奶飲品很少是不含糖的，盒裝麥片更是添加了很多糖，這個例子食品進食份量含5克糖，你不該買。

原料成分表（另外一個例子）

除了營養成分的標示，還有原料成分表也是可以找到的，試著找原料成分表少於三樣或四樣的加工產品，成分表是按份量的大小依序排列的，在前的高，在後的低，以下是素乳酪的原料成分表

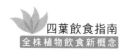

　　原料：黃豆基【含過濾水、黃豆分離蛋白、酪蛋白（奶蛋白的一種）】、菜籽油、修飾澱粉、鹽、含低於 2% 的米粉、天然香料、樹薯澱粉、多聚磷酸鹽、粉末纖維素、磷酸鈣、磷酸鈉、單甘和二甘油脂、山梨酸（防腐劑）、卡拉膠、檸檬酸鈉、檸檬酸、乳酸、維生素 A、棕櫚酸脂、維生素 C、磷酸鐵、維生素 B12、維生素 D2、葉酸、維生素 B6、核黃素（維生素 B2）、維生素 E，馬鈴薯澱粉、粉末纖維素（防止結塊）。

含少量乳糖

這項產品事實上含有動物性原料，並且遠超過我們的不超三項或四項原料的原則，拒買！

外食

吉姆 · 毛利士 · 黑格士

在外面進食，就應該了解如何遵守四葉進食的原則了，這些外食包括在餐館、社交場合、工作場所，還有旅遊。

如何在餐館吃得健康

在你最喜歡光顧的餐館，你還是可以找到健康而又合你口味的菜單，這些餐館應有新鮮的食材如穀類、蔬菜、水果和豆類來準備的健康菜單。很多餐館，尤其是連鎖店，靠的是肉、奶及冷凍食材來準備他們的飯食，巧婦難為無米炊，像這種餐館，再好的廚子也無能為力了，即使胡迪尼也沒辦法叫到一道合四葉原則的飯食了。如果這類餐館是你喜好的，可能你得考慮「另結新歡」了，否則你根本沒法子叫菜，因為缺乏食材呀！

八項簡單的點菜步驟點四葉飲食

一.找一些適合你新飲食方式的主菜，如日式蔬菜照燒，副食搭配糙米飯，咖喱蔬菜加鷹嘴豆，燒烤茄子或是全麥皮塔餅，你或許也無法找到合適的，別急，另有辦法。

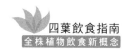

二.把菜單再瀏覽一遍，看哪一道菜把肉或奶酪略去就適合你了，所以你下單虎蝦但不要蝦，幾年前我在我的帆船俱樂部看到這道菜，它的配料有穀類、海帶和許多合胃口的綠葉菜蔬，所以我向侍者說：「我要虎蝦，但把蝦肉略掉，把配料加倍，並請大廚把價格調整一下」。

上述這個解決示範了輕輕鬆鬆就合乎四葉飲食原則了，而且大廚把原價 22 美金調成 12 美金，所以我每回去都點這道菜。

另一個例子，我問大廚是否可把培根番茄漢堡的培根換成酪梨而變成酪梨番茄漢堡啦，並且我一定要全麥麵包，並且不加蛋黃醬，不是最好的四葉飲食，但也差強人意了，不是每個地方的餐飲都如人意的。

三.看菜單上有時有健康食譜的，尤其是小菜類，一切油炸的小菜都不健康因為吸油太多，試著找蔬菜、穀類、馬鈴薯及豆類的食物，這些食材在廚房裏是容易找到的，可以做出許多美味可口的佳肴。

四.要求少油或沒有油的。

五.記得有些素食的食譜是多油的，還有麵粉和乳酪，由全株植物來的卡路里反而少，還不到二葉或三葉的水平呢！

六.如果你要點麵食，記得要求全麥的，並且 2/3 以上的食材是來自蔬菜，提醒醬汁不含奶製品並且少油，並把醬汁放在一邊，隨時取用，而不澆在麵上，那麼你自己就能控制了。

七.如果你要麵食，也是要全麥的，並且不要用牛油或蘸橄欖油。

八. 請記住如果一餐飯只有蔬菜而沒有五穀、豆類或馬鈴薯是無法提供
　　足夠的卡路里的，所以在設計時一定要考慮到能夠提供足夠的熱
　　能，能持續幾個小時到下一餐進食為止。

　　小試幾次之後，這種具有創造性的點菜就倍覺有趣了。

　　不管你創新了什麼點菜新招，別忘了請大廚把價格因為去肉或海
鮮而稍做調整，不但點菜有了創新，還能省錢，豈不一舉兩得？更
多例子可以在第 17 章找到。

如何在社交時吃得健康

　　那麼在參加宴會或朋友家吃飯時怎麼辦呢？這就稍具挑戰性了，
但也不至於完全不可能，實在不行你在去之前就把肚子裏的健康零食
塞飽八分吧！

　　如果是雞酒會，那麼就選胡蘿蔔、芹菜、花椰菜沾鷹嘴豆泥，避
開乳酪、蝦和蛋沙拉。不然你就喝喝雞尾酒而避開食物了。

　　如果會後還有餐點，那麼你在事前應該通知主人告知你有特殊飲
食要求，希望不要因此造成主人的不便或可特意為你準備你可以吃的
一道菜，別讓主人或同桌客人感到尷尬。如果你和主人交情還不錯，

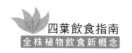
那麼就帶一道你的菜和大家分享，或是在赴會前就把自己塞飽就行了。

出差時吃得健康

當旅遊或出差時，你就帶些水果，如蘋果、葡萄、香蕉、櫻桃或橘柑，通常在公路休息站的快餐很難找到健康的膳食，在機場或是購物中心，就找墨西哥或亞洲的餐食，通常你在那兒可以得到三葉標準的飲食，當然可能會多些鹽油啦！另外地鐵三明治你可能可以找到全蔬的三明治，麵包是全麥的。

另外有健康自助餐你也可以在完整食物市集或是偉格門斯等都可以找到。選擇的樣式很多，你可以堂食或外賣。我幾乎每星期至少如此做一次。

在工作場所的健康飲食

下面的兩個建議應該行得通：

一、自備

把四葉早餐或中餐帶去工作場所，自備法是最可靠的辦法，燕麥早餐加葡萄乾、杏仁奶並自切一些水果，分開加熱再混在一起就很方便進食了，你可微波加熱或在家預煮以後吃冷的也可以。

二、看看你們的自助餐廳有些什麼？

希望你在那兒可以找到幾樣合乎四葉標準的菜式或是沿用餐館裏和大廚商討的辦法，習慣成自然你就不覺得有什麼困難或難以下咽，實在沒有合適的就餓他一餐吧！喝些水等下一餐四葉飲食的到來，也不過幾個小時罷了。

現在我們換回格拉夫醫生的病人湯姆 ‧ 米勒，看看他的情況如何？

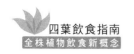

第 16 章
一星期後複診的病人

凱麗：你覺得「叉子勝過刀子」這部記錄片怎麼樣？

湯姆：哇！講得有道理，但是令人難以置信的是行醫的人和政府機構對此卻隻字不提！要不然我以前都從來沒聽過呢?!

凱麗：我行醫二十幾年也是在前兩年才聽說過，可是數據的收集已經是 20、30 年的事了。我們習醫和實習時都沒有修習到營養學的科目。我們聽到的都是美國農業部的宣傳，而事實上美國農業部只是從事農業的代言人，他們的推廣不基於人類的健康。

我起先也以為喝牛奶對身體好，是重要的蛋白質來源。我也曾鼓勵我的病人每日喝三杯低脂牛奶，尤其婦女更應如此，幫助強健體格。我很震驚西方社會喝牛奶越多的國家，婦女的骨質疏鬆越是厲害。我以前的忠告是害人反而沒幫助人。對一個醫生來說，把心門敞開，接受並承認這事實可是不容易的，何況這觀念對健康是多麼重要！

這也就是說，醫生對病人健康的影響不如病人自身的影響大，對

醫生來說，也是自尊心受損，怎麼向來奉為寶典的醫事小冊子不靈光了。原來我們醫生是以開藥方或做手術來幫助病人，而不是奉勸病人吃或保養。我可以向你保證，在記錄片裏的人物皆非江湖郎中，支持他們理論的科學數據皆是有憑有據的，那麼我請你所做的膳食改變有效嗎？

湯姆：不難嘛，我本來就喜歡燕麥片及湯，所以我就把不健康好吃的食物換成以此兩項為主的食物，我工作的地方有微波爐，我只要把我和我妻子準備好的湯加熱就可以吃了，我也做了不含肉的蔬菜辣湯，一周裏有兩晚就吃辣湯，所以有不少天肉、蛋及奶我都不吃，把酒減少對我有點困難，因為我太愛它們了。

凱麗：究竟你喜歡酒的哪一點呢？

湯姆：我辛苦工作了一天應該有點報償吧？酒可以幫助我緩解緊張的情緒，我和老婆都到吧臺上去喝，不過她只喝兩杯。

凱麗：是的，你和你妻子是應該輕鬆地享受一下的，還有什麼其他的事情讓你覺得可以在一起放鬆享受的呢？

湯姆：我在家做瑜珈，因為可以幫助我脊柱側彎的問題，另外我

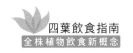

和我老婆常騎腳踏車及走路，還有由上周開始，我們一起找食譜，一起煮我們要吃的食物，我們也樂在其中，我們真的在網頁上找到很多全株植物飲食的配方，我知道你沒有叫我們改變我的晚餐，但是我們已經等不及開始我們的四葉晚餐了，我覺得我精力比以前旺盛了，而肚子裏怪怪的東西或咕嚕咕嚕叫也比以前少太多了。

凱麗：好極了，繼續下去，你有一個好伴侶和你一起合作邁進，如果一個人做，另一個人沒興趣，南轅北轍，就很難湊在一起了，瑜珈是幫助身心舒緩的好運動，你太太也和你一起做嗎？你有做舒緩的那一部分嗎？

湯姆：我沒有做舒緩的那部分，我太太也沒有參與，我得問問她，也許她可以和我在備餐之前先一起做半小時瑜珈，也許我酒就可以少喝一些了。

凱麗：好主意，有腎結石的人必須很注意要多喝水，酒是會讓你脫水的，對你的身體不利。也許你們一起瑜珈之後，各喝一大杯水再去喝酒，並且只限兩杯，一杯運動後，一杯在晚膳時，如果你還想得到更多的呵護的話，餐後喝一杯無咖啡因的茶或咖啡吧！再不行的話，就得請你太太想辦法了，可行嗎？

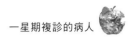

湯姆：好吧！我回去試試！

我們再做了一次四葉問卷，這次湯姆得了 18 分，已達到二葉水平了，這相當於 40-60% 的卡路里是由全株植物得來，那他在哪方面需要加強呢？他雖然吃很多全麥麵包或麵食，但它們都是深加工的，他仍然用了太多的橄欖油並且也喝了太多的酒，他的飲食仍有魚肉。

凱麗：湯姆，你記得我上星期給你四葉日誌嗎？你可以下個月每天都為自己打分數嗎？目標是最少 30 分，它們可以幫助你了解哪些做對了，那些讓你失分，記得你每杯酒的糖都會讓你扣分，你的杏仁奶、全麥麵包或是麵條雖然不扣分，但也不能讓你加分，雖然是全株植物，但是卻是過度加工的，所以不像粗食那麼健康，你也可以改用水煮而不用油在調理過程。

湯姆：橄欖油不是很健康嗎？

凱麗：是的，它比其他的油是健康些，但它還稱不上是健康食材，記得在「叉子勝過刀子」的記錄片裏提到血管內壁的膜細胞，任何一種油都容易引致它們發炎並結痂在血管壁上，你的大動脈上已有痂疤形式，你一定不想讓它們變得不穩定或會破裂而造成血栓。

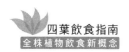
湯姆：懂了！少油或無油！

凱麗：湯姆，你進步很快！我們隔一個月再見的時候，我很急切希望看到你在四葉成績上往上爬。

第17章
四葉飲食可以幫你省錢

吉姆 · 毛利士 · 黑格士

表面上看來，全株植物的飲食概念要比傳統的肉奶和蛋飲食要來得昂貴，其實不然，當你深入施行之後，才知道以此價格的差異來做拒絕嘗試全然不成理由。

以我來說，已經 70 歲了，能夠活潑健康精力充沛的活著，那麼所付的代價就完全值得。我呢，從早餐一直到下午六點，所有的飲食都自己準備，不過晚餐都幾乎外食，我還真的省了錢呢。我是由 2003 年開始變換飲的，我計算了一下，我每個月在食物的花費上可省下 400 美金，累計起來，12 年下來我可省了 60,000 美金呢，我怎麼省的呢？兩個方法：一個是飲食自己準備，二是餐館叫的零魚肉菜單，我的燕麥、水手餐和超級四葉中餐或晚餐，這些食譜都可在以下網頁中找到：4leafprogram.com。

我食物價格的計價是以美金 /100 卡路里來計算的，有一家網站賣食物的叫 peapod.com 上就可以找到這些資訊，我歸類了 14 種經常使用的食材，由最便宜到最貴的按序排列，其中還包括了脂肪的百分比和膳食纖維的含量。

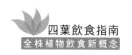
請看下表，五穀和豆類是最便宜的，他們是卡路里的主角，平均價格每 100 卡路里只要 15 分錢，如果我的一餐是 500 大卡，其中 300 大卡由它們提供，只要 45 分錢呢！

剩下的 200 大卡裏，即使加了較貴的水果和蔬菜，整個一人的餐食也不過 2 到 3 元。

食物種類	$/100 大卡	% 脂肪	纖維素
1. 糙米	0.08	7	A
2. 黑豆	0.21	3	A
3. 蛋	0.28	57	零
4. 奶油乳酪	0.30	80	零
5. 香腸	0.38	85	零
6. 培根	0.38	75	零
7. 雞胸肉	0.55	17	零
8. 蘋果	0.62	3	A
9. 哈密瓜	0.69	5	A
10. 橘柑	0.69	2	A
11. 冷凍花椰菜	0.83	10	A
12. 冷凍菠菜	0.93	10	A
13. 新鮮花椰菜	2.42	10	A
14. 新鮮菠菜	4.33	10	A

我們學到了什麼？

五穀和豆類真是物美價廉，每 100 大卡只要 15 分錢，低脂高纖，這是頂飽又不讓你破產的食品！

反之，我們看第三至第七項食物，不但貴，所有的品類皆是高脂、高膽固醇和零纖維，更別說植物素了，它們對健康無益。

表格底部的新鮮蔬菜看似很貴，是因為它們的卡路里含量低，要吃很多才達到 100 卡路里，它們含對健康有益的維他命、膳食纖維和各種不同的植物素，是四葉飲食必不可少的，別讓那個價錢把你嚇著了。

讓我們看看膳食纖維

你注意到所有植物打底的食物都得甲等（A），而所有的肉食都得零分，我們需要纖維，而且我們需要的比我們目前攝入的要多得多，一般美國人每日攝取 10 克左右的膳食纖維，比專家推崇的每日 25 克要少，如果是全株植物飲食便可提供 50 克以上的膳食纖維。

讓我談談澱粉

根據麥克道格博士的說法，幾千年來人們吃以澱粉為主的飲食，

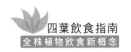
他們卡路里來源是穀類、豆類和馬鈴薯，其他蔬菜則算是副食，找得到就吃，如果沒有澱粉只吃蔬菜，一下子就餓了，澱粉價格也低，可以幫我們省錢。

植物飲食可以幫我們省錢的總結

以前我吃香腸糕餅當早餐，晚餐嘛吃烤肉，以每星期為單位，我有 12 餐在家吃，9 餐在外面吃，你相信嗎？我在外頭吃的餐飲反而省錢。

在家省錢

以我每周 12 餐平均計價，我現在平均每餐 3 塊錢和以前的 5 塊錢比較，那時我有魚、肉、蛋和奶及奶製品，所以每餐省兩塊，12 餐就省了 24 塊錢了。

在餐館省錢

這兒我省得多，在第 15 章我描述了創意性的叫菜，本來是 20 塊錢的一盤菜，我讓他們把肉省了，加多穀類及蔬菜並請他們把價格調整一下，這種吃法，我平均每餐省 8 塊錢，以每星期 9 餐來計算，我省了 72 塊。

每年省錢小結

$1248 在家吃省的（52x24=1248）

$3744 在外吃省的（52x72=3744）

$4992 全年總省

每年多將近 5000 塊，你能做出什麼呢？

裝太陽能板在自家屋頂上，度假，存下來退休用或是你小孩大學的教育費用，甚至捐給你喜歡的慈善機構？

肉食背後隱藏的花費

除了每年省五千塊之外，你的醫藥費、維他命、病假損失的工資等也會跟著減少，把這些總節省都加起來是你一生撿到最大的便宜，當你又加上你得到健康有勁的生活及為了環保而吃全株植物飲食所減低的汙染，真是無與倫比了。

避免罐頭食品可省更多

罐頭的豆類食品價格是一般乾豆的兩倍，而且罐頭也不利於環保，我又做了以下的計算供你參考：

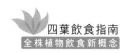

罐頭的每 100 大卡是 35 分錢，乾豆只要 21 分，如果我每天吃 100 大卡的豆，一年可以省 51.10 塊錢。

至於對環境的衝擊呢！美國每年有 370 億空罐需要處理，如果我們不用罐裝食品，每年節省下來的能源可以供 3600 戶人家的家用能源，當然水和金屬用來製罐頭的也都節省下來了。說到吃肉食和吃全株植物來比較，那對環境的衝擊就更大了。如果你不能自泡乾豆，那麼就吃罐頭豆但注意回收，格拉夫醫生就是這樣的。

如果你們也像我一樣雞婆，請上網 hpjmh.com 去看細節吧！事實上，你只要找 morris hicks 就可以看到有關的課題了，我已經列了 900 項以上的討論在博客上了。

第 18 章
蛋白質呢？

吉姆 · 毛利士 · 黑格士

一般當讀者開始讀這本書的時候，他們都會問這個問題。如果你決定採用四葉全株植物的飲食的話，這是每天必問的問題啦！

蛋白質從哪裏來？

每人都會問你這個問題，可別輕率回答喔！因為他們真的很關心到底蛋白質夠不夠的問題，你必須很鄭重嚴肅的回答這個問題。

該怎麼回答這個問題呢？

地球上一些最巨大強壯的生物如大象啦、斑馬、馬及河馬等都是吃全株植物為生的。

> 事實上，以卡路里為單位計算，植物比肉類還多蛋白質呢！
>
> 猩猩也算是我們近親吧！它們的飲食幾乎也是全素的。
>
> 即使菜蔬含蛋白質不多，但也足夠我們所需了。如果你靠青菜達到你每日卡路里所需，你不可能達不到你每日所需要的蛋白質。

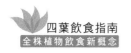

有許多人類文明畢生吃很少的肉，幾乎沒有，但是這些文明也沒有了長期的慢性疾病像癌症或心臟病等，他們的得病率幾乎為零。

總結，我們一生中去煩惱許多事，但夠不夠蛋白質卻不是你需要憂慮擔心的。

那麼爲什麼仍有許多人擔心沒得到足夠的蛋白質呢？

原因就是長久以來畜牧乳業蛋業及魚類的廣告，這些產品的共同性就是脂肪和蛋白質。二者只能提倡後者，推銷脂肪大概只能自砸腳跟。

什麼是我們每日的飲食中的適量蛋白質？

每日建議的蛋白攝取量是 0.8 克 / 公斤體重，換算一下就是我們卡路里的 8-10%，也就是說每 2000 卡中有 160-200 卡是由蛋白質而來，即 40-50 克左右。這個量就夠你一日體能所需，也就是說如果超過這個攝取，反而會引起慢性疾病。

那麼如果蛋白質攝取超過 **10%** 會對我身體不利嗎？

是的，可能這就會引起癌、心臟病、腎病及免疫性疾病的。但是若你的蛋白質是由植物攝取，是很不容易超標的。即使稍微超標，也

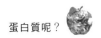

不容易像動物蛋白一樣容易造成不良後果。

吃多些蛋白不是讓我更強壯長得快嗎？

不是的，很多研究證明許多專業運動員由動物蛋白轉換為攝取植物蛋白時，只要量能達到卡路里 10%，他們表現反而更好呢！許多運動員對此都深信不疑而在賽場上得勝，就像網球國手莎林娜 · 威廉士一樣。你如果還需要更多的確據的話，請探訪這些名人像麥克 · 單吉格，巴倫木旦 · 巴爾吉爾，佩粹克 · 保爾麥，司考特 · 周諾克和瑞吉 · 羅爾。

我不是也能由我的動物飲食裏攝取 **10%** 卡路里的蛋白嗎？

動物飲食的蛋白含量高，你是很容易超標的。

要知道更多的蛋白質的資訊，請讀第 29 章。

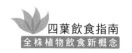

第19章

奧美加-3（OMEGA-3）、鈣、鐵、維他命 D 和 B12

凱麗・格拉夫醫生

　　除了蛋白質之外，以全株植物為主的飲食也要考慮到其他幾種營養素。在這章中，我參考了湯姆士・克林・坎貝爾教授及在《吃得健康，吃出健康的世界》中提及的其他五位高人的意見，他們是考得威爾・艾索斯丁醫生，約翰・麥克道格醫生，狄恩・奧尼斯醫生，尼爾・巴納德博士及吉爾・福爾曼先生。

　　除了維他命 B12 及 WED 之外，你並不需要吃什麼肉食或是吞服保健食品。

　　一般有五個常見的問題，他們的答案我也提出來供大家參考：

一、我不是需要奧美加-3（OMEGA-3）魚油嗎？

　　吃魚才有足夠此脂肪酸？基本上只要把 OMEGA-3 及 OMEGA-6 的平衡搞定了應無問題。流行病學調查表明魚油保健食品對延年益壽並無特殊貢獻。

另外一些研究發現魚油有重金屬汙染對人體健康不利，不必吃魚油啦！此外，一些植物 OMEGA-3 來源的食物有核桃、亞麻、茄子及大麻都有 OMEGA-3 呢！

二、我不是需要牛奶以獲得充足的鈣以防骨質疏鬆嗎？

這得感謝乳業千萬元的廣告，大家都相信牛奶補鈣強身。事實上，恰得其反，乳品消費最高的國家有最高骨質疏鬆及骨折的患例，怎麼會這樣呢？

原來肉類及牛奶會酸化血液的蛋白質及氨基酸，身體為了中和這些多餘的酸必須把骨骼的鈣請出來。植物蛋白此種氨基酸的含量遠比乳蛋白及肉蛋白少，應無此顧慮。以上所有的專家一致同意為了降低鈣的流失，減少動物蛋白的攝取遠比補鈣來得重要。吃全株植物蛋白有足量的鈣夠你的骨骼牙齒使用，只要不吃動物蛋白，因為它們讓你的骨鈣流失。

三、不是說多喝牛奶可以補充維他命 D 嗎？

維他命 D 存在於自然界的幾種食物中但卻不存在於牛奶、肉。只是乳業一直添加維他命 D 於牛奶中讓人錯覺以為牛奶含豐富的維他命 D。

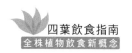
維他命 D 其實是一種荷爾蒙，靠陽光照射在皮膚上而產生。除了陰天之外，我們工作大部分在室內或是穿著太過緊密甚至塗抹了太多防曬油都會讓我們產製維他命 D 的能力減低。許多我的病人住在紐約上州，靠皮膚製造的維他命 D 是不夠的，所以更要注意維他命 D 的補充。我鼓勵我的病人服用維他命 D 保健品，尤其是在冬季，但是記得不要過量，以免造成毒性。

現在讓我們聽聽專家們怎麼說的，美國預防服務專家小組是一個評估各種治療效果的獨立機構。他們評估的結果是沒有足夠的證據說明服用維他命 D 是一定需要的，而對於超過 65 歲並且摔倒的風險持續增大的人群是建議服用的。

除非有充足的數據來佐證，否則我很願意為我的病人開一個冬天到陽光充足的佛羅里達州度假一周的方子。所以不要塗防曬油，讓你的肌膚有機會見到陽光，為你製造你所需要的維他命 D 吧！淺色皮膚的人只需要少些陽光照射就可以製造他們所需要的維他命 D，至於深色皮膚的人則需照射較久，當然，季節天氣和陽光的多少也影響到紫外線的穿透能力。

四、我不是該吃肉以防貧血嗎？

全株植物飲食只要選擇多樣化就可以攝取足夠的鐵質以做為紅血

球所需的血色素。肉含鐵也含有大量的脂肪、膽固醇及動物蛋白。植物食源不會有這些缺點。另外典型的西方食物還可能造成鐵質攝取過多，適得其反。

五、不是說植物飲食缺維他命 **B12** 嗎？

對的，這兒你得持續經常地服用維他命 B12 以補不足，同時也常常抽驗血中維他命 B12 的量。維他命 B12 是由土壤中的細菌製造的，為什麼造物者沒把這個重要因素放在植物中呢？原來她也沒有讓我們在無菌的環境下生存呀！

原來我們的祖先在洗蔬菜的時候沒有很小心刻意地把蔬菜洗得很乾淨，殘留的泥渣或昆蟲吃下去就能滿足他們維他命 B12 的需求了，當然我們也沒有建議你們吃泥巴或昆蟲啦！所以請你還是把果蔬洗乾淨，尤其不是有機產品的話更要注意把殘餘農藥洗乾淨。

如果你在轉換成這種飲食方式之前是肉食者，你的維他命 B12 儲存量還夠你用幾年呢！原因也是動物在就食時也吃進不少土屑呀！所以像這種情形，幾年之後就得以保健品來補充了。

現在也有些植物為主的加工食品也像牛奶添加維他命 D 一樣開始添加維他命 B12，杏仁奶就是一個例子。如果像這種維他命 B12 強化

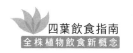

的植物加工品你吃得夠的話就不必吞維他命 B12 的藥丸了。你的醫生可以幫你檢測，如果需要，每天 400 微毫克就夠了，也許還不需要這麼多呢！

我們的底線：

總之，全株植物飲食幾乎可以供應我們所需的營養素，除了維他命 B12 和 D 因為外在因素和個人體質狀況稍微有問題之外，其他維他命的補充幾乎是浪費錢而已。這只代表作者的意見而已。維他命保健品在大自然非正常的操作，舉個例子來說，食物中的胡蘿蔔素對人體有益，但若是刻意的以保健品的方式過分攝取，反而有可能致癌呢！所以這是一個提醒，不要以為聰明可以欺騙大自然！

第 20 章

是和你醫生開誠布公談談的時候了

吉姆 · 毛利士 · 黑格士

在你決定做這個飲食的重大改變之先，我們建議你得和你的醫生做一個溝通及討論，這也是本書版權聲明上特別提到的如下：

注意：採取四葉飲食方式你的體重有可能急劇下降，如果你的醫生對這個理念不是很清楚的話，請你引導他（她）去以下這兩個網站：plantician.org 或是 nutritionstudies.org。為什麼讓你的醫生參與是那麼重要呢？主要是因為如果你按醫師的處方在服藥的話，你有可能在轉換此飲食方式後，藥的強度可能要調低喔！尤其是糖尿病及高血壓的患者可要特別注意喔！下章我們為你舉個實例。

當你的醫生聽你說要轉換成全株植物飲食的時候，你通常聽到的回應是要謹慎小心而不是鼓勵的話語，這是隱藏在背後的兩個理由：

一、這是大多數醫生自己的吃法

絕大多數的可能性是你的醫生和他的家人是吃蛋、肉、奶和魚的組合食物，和一般人一樣。他們也認為飲食裏有肉才符合健康的需求，這一個觀念的誤區我們在第 29 章再做詳細討論。

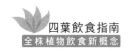
二、這不是他們所學的

即使我們已有堆積如山的證據及確據全株植物飲食可以提供健康的需求，醫學院的教材並未因此有所改動。幸好還有一批醫生也帶頭來做革命性的改動，勸解他們的病人採用此飲食方法。病人是有辦法來掌控他們自己的健康的。

如果你的醫生不鼓勵改變這種全株植物的飲食方式，那麼請您問問他或她有沒有聽過考得威爾·艾索斯丁醫生（克利夫蘭診所），狄恩·歐尼斯醫生和湯姆士·克林·坎貝爾教授。他們是此主張的三巨頭，代表醫藥及學界。他們也影響美國前總統克林頓選擇了類似的飲食方式。後者在 2010 年說此舉是為了逆轉他的心臟病，結果他成功了，有目共睹！

如果你的醫生對此飲食方式有相當程度的了解，也能說出有力的證據來解釋說明你為什麼不適合例如像你有憩室炎（Diverticulitis）的症狀，那麼請你按照你醫生的指示行事，否則，可別讓你的醫生阻撓你去嘗試這在地球上最健康的人的飲食方式。

如果你的醫生對此全株植物飲食的理念尚不了解，請鼓勵他或她去查證以上三巨頭在這方面的研究報告，也觀賞一下「叉子勝過刀子」的記錄片，或是上網去看看 www.plantician.org 及 nutritionstudies.org。

幫醫生說句公道話

醫生是在社會上備受尊敬的行業，他們花了畢生精力讀醫學來幫助病人。尤其是一些選擇專科的醫師，更要花額外的時間、金錢和努力，結果，他們發現自己陷於一個謀利及製造混亂不清事實的行業！事實上，美國現在的醫療制度是療病系統而不是保健系統。這個系統是等到病人發病之後醫生才發揮作用，診斷、化驗和開藥，而不是訓練醫生如何幫助人們保養，保持健康不生病。哲學家文德・巴利描述我們的醫療系統是治療食物的問題，因為他說：「食品工業製造食物給人吃，他們完全不顧人們的健康。」人們受醫療的照顧，而保健的工業卻對食物毫不理會。將來，醫生的收入應和他們的病人的健康直接掛鉤，好讓他們注意病人該吃什麼才會健康。但別等這個制度改變了，你今天就有機會讓你的身體更健康！

你也順便告訴你的醫生說希望有一天醫生們都了解營養對健康的重要性，它可以幫助病人在人生的過程中扭轉 80% 以上的慢性疾病。

下次再見到你醫生的時候，問一下他們是否看了愛因斯坦、歐尼斯、坎貝爾的研究報告，或他們也觀賞了「叉子勝過刀子」的記錄片？或是你也可以考慮把第 37 章格拉夫醫生給同僚的一封公開信給她 / 他看。

最後，如果你想找一位真正懂得食物的醫生，那麼請上 www.plantbaseddocs.com 查找這類醫生的名單。

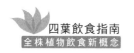
第21章
第二型糖尿病的成功故事

凱麗・格拉夫醫生

潘特雷太太體重將近300磅（136公斤），她已經束手無策了。我介紹她去內分泌專科去找專科醫生，因為她的血糖實在太高了，而且無法控制，但是她回診時卻灰心喪氣，以下是我們開始的交談：

「因為我血糖高嘛！醫生就讓我提高胰島素的用量。血糖得到幾個禮拜的控制又飆高了，只好又增加胰島素的用量了。現在我已超過100單位，一天打四針，胰島素又讓我體重增加，內分泌專科醫生說這是糖尿病的正常現象，我恨死了！」

除了糖尿病，她還有高血壓、心臟病、食道回流、關節退化及神經痛，這些造成腿部灼熱，非常不舒服。所以她生活的品質因為病況一團糟。我告訴她最近我學了一種低脂、全株植物的飲食方式對治療糖尿病有幫助。我問她要不要試一下，到了這個地步，她是什麼都願意試試看了。

首先我就讓她做四葉問卷，雖然她遵循美國糖尿病協會的飲食標準，她的得分也只不過比一般稍好。我們於是一起制定了改變飲食的

方式。她就問我，看來我要吃很多的碳水化合物，會不會讓我的糖尿病惡化呢？

格拉夫醫生：事實上剛好相反，多年來治療糖尿病都叫病人避免吃碳水化合物，但是現在我卻讓你大部分的食物都以碳水化合物為主！尼爾・巴納德博士已經證實這種食譜比美國糖尿病協會的建議飲食減糖三倍！

首先，碳水化合物並不都一樣。好的碳水化合物是最接近它們來源的原狀的，也就是沒有加工過的。我們的身體對付這類的碳水化合物最有辦法了！

反而，經過加工的碳水化合物如餅乾啦、白麵包啦、甜糕點啦、蛋糕及糖果等，它們會讓你血糖飆升，所以碳水化合物單一無添加劑未加工過的就可以吃了。此外，飲食裏的脂肪會讓我們的身體對胰島素抗拒吸收，胰島素像一把鑰匙把門打開讓糖進入細胞，脂肪把鑰匙孔塞住了，胰島素就不起作用了，減脂可以讓胰島素發揮作用。

她離開我診所之前，我又提醒她說換了新的飲食方式之後，你的藥量（尤其是胰島素）可能可以減少。因此，她最好通知她的內分泌專科醫生她改變飲食了，需要減低胰島素的用量。不過每天四次血糖

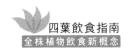
仍然要量或是任何有狀況的時候也如此。雖然我們約好一個月以後再見，但有問題的時候隨時打電話。

潘特雷太太是一個好學生，學習快，一下子就把她的飲食改進到三葉至四葉的組合，一星期後她就打電話告訴我她的血壓由 140 降到 90，她感到頭暈。我就把她的三樣降血壓藥中的一項用量降低。一個月後復診時她的態度非常的正面，她告訴我說她覺得很好，充滿精力。

因為改善到三葉至四葉，她的膳食纖維提升了五倍，讓她有氣脹放屁的現象，不過這種情況很快就獲得改善。她再也不需要服用通便劑了。她血壓的收縮壓偏低，雖然她不覺頭暈，我又把她的血壓藥降低。然後我問她血糖的情況，她說：「我已把胰島素降低一半，真沒想到改變我的飲食把我的健康及生命找回來了，多年來我從未像現在這樣覺得那麼好。」

多年來她被病魔纏身，現在卻感覺精力充沛！所以說，病人對他們的飲食的選擇及控制比醫生開的處方有效太多了，這是我們最大的發現及認知。

潘特雷太太的故事還在繼續，當她繼續她的飲食時，她的藥量相

對減少，並且體重下降，她的關節疼痛減少了，她也比較能活動了，她每改進一些都能收效。原來她的病是螺旋往下現在可是螺旋向上了。

潘特雷太太把她的飲食及病情改善了，所以如果你要，你也可以得到的。

我對美國糖尿病協會建議飲食的看法。正如之前所提，這是 ADA 的建議飲食用來控制糖尿病。我想向大家分析一下它究竟有什麼缺點。

讓我們先對主要營養素來做分析，脂肪、蛋白質及碳水化合物，三者應均衡進食，缺一不可。在 ADA 的建議中，把碳水物減少了，無形中就把蛋白質及脂肪的攝取量增高了。所以呀，很多糖尿病患者最後不是死於無法控制的糖尿病而是死於心臟或腎臟病，所以顧此失彼，控制了糖尿卻失於心臟及腎臟。

好消息是我們有救了，四葉飲食對你樣樣都好，除了讓你的醫生失業之外。

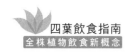

無麩質飲食在四葉飲食的地位

凱麗・格拉夫醫生

四葉飲食幾乎對所有的疑難雜症像心臟病、糖尿病、自身免疫性疾病、腎病和癌症等幾乎無往不利，惟獨對麩質不耐症束手無策。

麩質存在於麥、大麥及黑麥等穀類中，大多數人對此並沒有不適。但是有些人吃了這三種穀類或含有它們的食物就會拉肚子、腹痛、還有其他的問題。更嚴重的就叫腹腔疾病，這是遺傳性的疾病，病人本身製造麩質的抗體，還會攻擊腸壁的黏膜，這可是蠻嚴重的。如果用血液分析或組織抽檢證實有腹腔疾病的話，要馬上避開所有的麩質。美國標準飲食（SAD）有很多的材料有麩質，很多平時吃 SAD 飲食的人換成無麩質食物時感覺比較好，就可以假設他們是不能接受麩質的。當然，加工過的食品除了麩質之外，還有代糖、防腐劑及色素等，這些食品添加劑也可能會造成腸胃不適。有些人感覺變好，不是因為他們避開了麩質而是他們不再吃加工食品了。這些人如果換成全株植物飲食時也會覺得變好，雖然飲食中也有麩質。

至於那些真有麩質不耐症時，他們就該避開麩質。不過四葉飲食還是可以給這些麩質不耐的人提供很多選擇。你只要避開那些不適合

你體質的食物，一般加工食品含麩質的機會很大，所以避開加工食品。如果你真的證實有麩質不耐症時，我建議你去諮詢營養學家如何查詢並選擇食物，到底哪些有麩質，也讓他們知道除了吃無麩質食物之外，你也不要肉、蛋及奶。

　　所以對吃 SAD 飲食而又有麩質疾病的人應如何處理呢？腸胃不舒服是他們最常遇到的。測試麩質疾病是很貴的，我建議這些人如常有腸胃不適，又常腹瀉或失重，你要先去看醫生。在開始四葉飲食前做測試，看究竟是否有麩質疾病。

　　如果你腸胃的症狀是輕微的，最好是轉入四葉飲食，但是不完全避開麩質，看看感覺及反應如何。如果腸胃不適的症狀完全去除了，表示你不是麩質不耐。大部分人都會有這個結果。如果你症狀持續呢？在你避開麩質之前去看醫生。因為只要你避開麩質，你身上產生的麩質抗體就會降低，換句話說，如果你幾個月不吃麩質食物，即使你曾經有過麩質不耐，你的麩質疾病可能變成陰性。

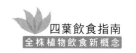

第 23 章

除毒的證明

吉姆・毛利士・黑格士

當精力充沛的健康生活在你身上起作用時，你也許也會感受到身體的排毒效應，我就是有這種體驗。

在吃飲了 58 年的美式標準飲食（SAD）之後，我在一星期的時間就完全轉換到全株全植物飲食，我所體驗到的排毒效應完全是事前未預料到的。我特別籍此機會和大家分享一下，讓你心理有準備，也讓你預期到這是我們身體自療的效果。

首先你感受到的是你不再需要上廁所攜帶任何閱讀材料，並且排便的色澤、結構及氣味也有所改變，這前所未有的經驗是一種很自然的修補現象。2003 年我做了這一個急劇的改變飲食方式的抉擇，除此以外，我也考慮過要做直腸水壓療法。也許你不熟悉這種療法，基本上就是用水壓灌腸。我聽說很多電影明星為保持他們的容顏都做這種治療。我預約了一個療程，但後來取消了。

為什麼呢？因為我注意到我的身體在轉換飲食方式之後已經開始在自己照顧自己了，因為我的飲食有高單位的膳食纖維及植物素。

我的身體就在自己做大掃除的工作。當我注意到糞便的改變，我意識到自然修補的過程，所以就把直腸水療的預約的療程取消了。

自然的工作

想想看，你身體內的細胞一共有 100 兆，而每十年這些細胞就必須更新換代一次，在這更新的過程中，自然就有一個排毒更新的程序，如果你的飲食不對，這個程序就會受到阻撓。

活潑有力的新生

當你的身體經過排毒之後，你就會感覺到輕鬆有活力。更新的膚色，即使已經 58 歲了，我臉上也還會長青春痘，但是在更換飲食排毒之後，它們都消失了，我覺得我自己是油性皮膚，但其實是身體裏的餘毒作祟，現在排毒了，粉刺就不見了。

臉色變好了，以前老態龍鍾，現在可是容光煥發，髮澤及視力也有進步。

體重減輕，幾乎體重過重的朋友，在更換此飲食之後都會減重，下章我再細談。

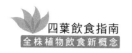

睡得更熟更香，感到精神煥發！

口臭體臭也消失了！

不容易生病，即使染病了，病情也不會那麼嚴重，而且復原得快，因為吃進的蔬果含豐富的植物素幫你抵抗疾病！

你看看以前你的飲食讓你積聚了許多毒素在身，當你改變飲食之後，你身體內 100 兆的細胞都有機會修復變得乾淨又健康。

所以當你注意到排毒效應時，不必大驚小怪，很快你就可以體驗到活力充沛在你身上發生，這好像是把你汽車加對原廠建議的汽油級別。

說到車子，很多人注意什麼車該加什麼油，卻忽略了他們的身體需要什麼油，你是否可以想像如果你幫你的寶馬加煤油、牛奶和運動飲料在它的油箱裏，它跑起來會怎麼樣？實在荒謬的是有些人的飲食卡路里只有 7% 由全株植物而來，而造物者給我們的卻是要我們大於 80% 的食物由全株植物而來！

每一口都得算

在 2005 年的時候我決定開始算計每一口吃進肚子的都在吃些什麼，照以前提過的每年要替換 100 兆的細胞，我每一口吃進的食物就要負責 100 萬細胞的替換，可重要了！我現在養成一個習慣每一口吃進的食物對我身上細胞代謝的影響，可不能吃垃圾飲食喔！

最後的紅利

在這章完結之前我還要提到一點，當這自然的反應把你身上的細胞血管都清理乾淨了，血流也通暢了，不僅是你的大動脈，還包括很多周邊器官的血管。以男人來說，你花在床上與你愛人做愛的時間與次數也會增加喔！

底線

你如果很認真地考慮把什麼東西放進你嘴巴裏，大自然也懂得如何回報你的深思熟慮，把最好的健康活力交還給你，這還可能包括毫不費力的體重減輕變得更為輕盈活潑。

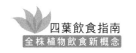

第 24 章
四葉飲食也可以減肥

吉姆 · 毛利士 · 黑格士

首先，四葉飲食並非減肥飲食，它是一種追求活力充沛健康生活及保護地球的健康理念。如果你追求活力健康並恪守四葉飲食，那麼成果之一就是毫不費力的減肥並且能永久保持成果。

當你用身體所需要的活力原料餵養它的時候，你的身體就會找一個理想體重的平衡點。但是為什麼有那麼多體重過重的素食者呢？我的回答是他們吃了太多加工食品而不是選擇全株植物飲食，這也只有讓他們做四葉調查問卷時他們才會了解。

雖然大家不承認，但是都心知肚明他們改變飲食計畫很多都是為了減肥。即使那些是為了充沛的活力而改變飲食計畫的朋友，如果沒有見到體重減輕都會覺得蠻失望的。

這個章節強調的事項也許對此事關心的朋友會有幫助，一共只有四件事：早中晚三餐加上零嘴。把這四樣都健康化就是辦法，現在讓我們逐項研討看看如何增加全株植物飲食。

　　早餐。因為早餐是一天最重要的一餐，緊記著一定要包括 80% 以上的全植物素材來提供所需的卡路里。我一位有志於此飲食方式的朋友無法減掉體重，因為她通常一天起始就是英式鬆餅加上花生醬，這是不行的！

　　首先，英式鬆餅不算全株植物食品，而即使是低脂花生醬也還有 55% 脂肪，而一般的花生醬脂肪高達 70% 以上，所以得慎重考慮喔！尤其這是一天最重要的一餐。對某些人來說，中餐重要，對其他人來說卻是晚餐，還是那句老話，一定要以全株植物食材來打底，因為它們的脂肪含量都是低於 20% 的，下列是幾項你在家居或外食可以考慮的：

一、確定你的沙拉不是以脂肪爲主

　　大部分餐館的沙拉中高脂的沙拉醬和奶酪提供的卡路里比蔬菜來得多得多，即使沙拉油是橄欖油也過不了關。不過去掉沙拉醬的卡路里後青菜的卡路里不足以維持你下餐之前所需的熱量，所以得加料如五穀啦、豆類啦或馬鈴薯。

二、麵條難合四葉飲食的標準

　　那些新四葉飲食的人們如果猛塞麵條和麵包，怎能達到他們減重

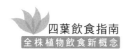

的目標呢？因為麵條和麵包都不含全株植物在原本的包裝裏，所以這可要改一改。

所以在餐館叫麵條時要求一小碟全穀的通心粉，而且不加奶油醬才行。再要大盤的蔬菜及小片的全麥麵條，這樣的搭配，大致合乎三葉的標準吧！大約有 70% 的卡路里由蔬菜而來。普瑪維拉麵只能達到一葉的水平吧！所以說吧，我那位有志朋友繼續吃她的白麵條（非全穀的）而且蔬菜也不加添，又犯一忌！

三、記著全蔬、全穀及豆子

不論是早、中、晚三餐，養成猛塞蔬菜的習慣，它們的卡路里低，再加上些碳水化合物就可以防止飢餓了。

四、少吃不合四葉原則的零嘴

很多人自己不願承認，卻在餐食之間嚼進了不少零食，如果你想減重，這些零食必須合四葉指導原則。至於我提的那位女士，她家裏擺滿了餅乾、零食、堅果和許多甜食，又犯忌了。

記得採購的原則嗎？如果進了你的採購車，最終就會進到你的肚子裏，以她的例子來說，我建議她開發幾樣健康又可口的四葉零食，

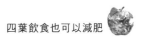

像胡蘿蔔及芹菜梗沾鷹嘴豆泥。為什麼在家做？因為市面上賣的鷹嘴豆泥加了太多油了！

做事一定要有律己的能力。那麼當新的健康飲食習慣養成了，您就在通往充沛活力的健康生活又邁進了一步，那麼苗條的身材就有希望了（請參考附頁 C、D、E 和 F 去得到更多參考意見。）

小故事

我的兒子傑遜是以健身教練及健康指導為副業。他有一位長期的顧客布賴恩是一位五尺八寸的醫生，他體重稍微超標，大約在 210 磅上下。他三年堅持運動，可是體重變化不大，所以布賴恩就決定試試我兒子告訴他的四葉飲食了。

除了原先的運動項目之外，他們做了一個六十天的行動計畫。布賴恩在 EXCEL 的表格裏登記了每天的飲食，傑遜就把它們分析並總結出他每日達到的四葉水平。

記著，主要目的是充沛活力的健康生活，體重減輕會隨著而來！

六個月之後，布賴恩的體重減到 160 磅！他老兄在 13 歲以後從來沒有低過 185 磅，當他低於 180 磅後，別人問他下一步目標是多少磅

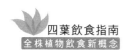
四葉飲食指南
全株植物飲食新概念

呢？他回答說我的目標是充沛活力的健康，體重自求多福！不但如此，他還把好幾樣經常服用的藥物都戒了，包括一種治療痛風的藥。

　　幾年以後，布賴恩還是瘦瘦的充滿活力，他還和他的員工們宣稱，傑遜‧黑格士救回他一命。

還要更多的資訊的話，格拉夫醫生還給你幾許小貼士（tips）：

一.對自己吃的東西要誠實負責。

二.吃四葉飲食想減肥的話就要注意少油，一湯匙的油就是 100 大卡，現在鷹嘴豆泥、沙拉醬、素食美乃滋都是油膩膩的，不吃也罷。

三.過度加工的全穀食物如餅乾、麵包和麵條也別去碰。

四.喝水是唯一選擇，其他的飲品如果汁、植物奶及酒也別喝，因為卡路里太高，不含纖維素。

五.水果冰沙雖然可能是百分之百的全株蔬菜，但是卡路里可能偏高，淺酌細飲是我們的建議。

六.有些全株植物如酪梨、橄欖、堅果和種仁因為含脂高，所以卡路里也高，如果你想減肥請慎用。

七.運動，認真地運動！見第 35 章。

八.如果這些該做的都做了，體重還下不來，去和你的醫生談談吧！某些症狀和服的藥可能是造成體重下不來的原因。

底線還是不能達到理想體重？像布賴恩的情形是因為食物的關係，水果、蔬菜、五穀和豆類吃得不夠，相對的，太多白麵、橄欖油、麵包、鹹的零食、炸薯條、洋蔥環、酒精及高脂堅果、種仁、橄欖和酪梨！

如果不努力就得不到回報，身材更無法適中！

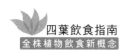
第 25 章

爲什麼我迷戀不健康的零食？

凱麗 · 格拉夫醫生

你嗜甜好油嗎？沒關係的，200000 年人類史上我們都是這樣的，在演化過程中，攝取高熱量的食物是求生的必備的生存基本要求。

吃這些不易得到的食物讓我們祖先能夠儲備熱能求生存。當時食物來源不易，那些沒有此等強烈動力去吃這些食物的，恐怕就無法生存到能生育傳宗接代的年紀了。所以吃甜好肥的特性已經深深刻印在我們的遺傳基因中了。但是現在外在環境改變了，甜肥的食物不再難找，而且比比皆是又不貴，起碼在西方世界，很少有人經歷過饑荒。

希望這些信息能讓各位知道，在過去幫助我們祖先生存下來的基因目前正在讓我們喪命。它給我們帶來的是肥胖和各種慢性疾病。壞消息是你無法改變這代代相傳的基因，好消息是我們是萬物之靈有大腦皮層可以幫助我們做理智的選擇。

此外，大多選擇了四葉飲食的人很快就適應了，這些正面的加強證明你做了正確的選擇。但是你的基因因子還是在那兒作祟，時而你會出軌又被老習慣所捆綁了，但是馬上就很懊悔了，那是負面的增強

讓我們抗拒這種誘惑及癮頭。

　　當然，我們的最終目的我們是要把我們外在的生存環境改變過來讓它適應我們的存續，除了到處看到麥當勞的金字招牌之外，我們還希望見到四葉咖啡小憩，我希望看到那天的來到！

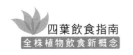
第 26 章

伴侶、兒女和室友

吉姆・毛利士・黑格士

　　毫無疑問的是當你想全面開始這新的四葉飲食方式時，你最大阻力可能來自於你的婚姻伴侶或同住的重要伴侶。這是為什麼克利夫蘭健康研究所的考德威爾・艾索斯丁醫生只接收那些伴侶一同來參加第一次訓練及培訓介紹的心臟病人。

　　那是不是說如果你的伴侶如果不同意你就放棄這個飲食改變的計畫呢？只是花的時間要多一點罷了，你是不能放棄的。你要利用時間爭取讓她們的了解及諒解為什麼你要擁抱這革命性的飲食方式，不管花多少時間，這都是值得的，想想看，你們兩個都能健康活力充沛該多好呀！

　　那麼你能自己先實行改變嗎？是的，但單身的人比較容易這麼做，結婚了而伴侶又不支持的話，是蠻麻煩的。因為你的飲食習慣會影響到你們在一起的時刻，尤其是你的伴侶負責採購事項或是煮食。

　　為了保險起見，兩個人同負一責還是比較牢靠而且比較一心能同進退。當你和他們分享閱讀材料時一定要尊重對方，爭取得到他或她

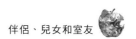

無價的支持。總的來說，一個兼顧了傾聽、支持、關愛、了解及照顧的微妙平衡的言行舉止最能說服對方，這個過程可是要花些時間的，可得有耐心喔！這所帶來的回報是值得你不懈努力的。

家裏的小孩呢？教導他們這一生都要伴隨的健康飲食可能是你能送給你子女的最佳禮物。你讓他們一生遠離了慢性疾病，甚至可以把這理念擴散到他們周邊的親友。當然這也是一件不容易的工作，請看看小孩一般的菜單如下：

主食	脂肪含量 %	膽固醇	膳食纖維
芝士漢堡包	32%	40 毫克	1 克
芝士披薩	43%	10 毫克	1 克
無骨炸雞小塊	53%	34 毫克	0 克
乳酪通心粉	40%	10 毫克	1 克

慶幸的是，如果他們小於 5 歲的話，改變他們的飲食習慣還不困難。隨著年齡漸長，改變他們飲食的努力就越來越有挑戰性了，如果你的前妻或前夫不在的話又比較容易些，因為你不必和她或他討論啦！

如果不成也鬆弛一下，別太神經繃緊了，每個人都愛他或她的小孩，都想把最好的給他們，讓他們去吃這對健康有益的飲食，但是如

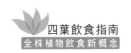

果事與願違，也別把自己逼得太緊了，究竟他們都是你自己的親生骨肉呀！

當你的小孩對這新的飲食興趣缺乏的話，不要對自己加壓力。就是要以身作則，讓他們因見到你自己身體力行有了正面的改變而受感動，等他們年齡稍長能自己做決定時再說吧！那麼你的勝算還是會增大的，究竟是為他們好嘛！

其他的人士親朋好友等，你也許還有其他的家人、朋友或室友，開始時也許會有些困難，但是之後就會輕鬆過關不像妻小那麼難纏。

當然你要讓他們真正了解到這種飲食的實際好處，如果他們實在提不起興趣，你就自己吃不和他們一起共食就行了，如果他們看到你的進步好奇問你時再告訴他們也不遲。

再提關係，如果你很幸運的有好的伴侶和你同氣同心一起享受這新飲食，你會發現非常享受，還可以把你們的關係提升到另一個境界呢！

第 27 章

癌症、氣候變遷和世界饑荒

吉姆・毛利士・黑格士

我們把這人類史上最重要的三個議題綁在一起是因為它們有共同的起因和解決方法。癌症是所有病症中最為可怕的，氣候變遷已遠超越了其他環境有關的問題，而且愈演愈烈，世界饑荒反應了食物供應鏈和食物選擇的不恰當而且也是越來越無法控制，讓我們一一來剖析：

一、癌症

如果我們掌執的權力中心能依行坎貝爾博士及凱利醫生在科學領域裏換個角度的新發現，那麼癌症就會不再是可怕的病症了。

坎貝爾博士在 2005 年在《中國的實驗報告》發表他有力證據的發現，人生癌症和攝取動物蛋白有不可分割的關係。坎貝爾博士可以在老鼠身上通過改變它們的飲食中的動物蛋白含量來造癌去癌，而植物蛋白沒有這種現象。約翰・凱利醫生在認識坎貝爾博士之前讀了這本書，就決定在他愛爾蘭診所的病人身上做試驗。他得到驚人的發現，當他把病人的動物蛋白攝入取消以後，幾十個病例中的幾乎每個病人在，他們的癌症停止擴散，並且有的收縮復原。在 2014 年他發表了他的研究結果，出版了這本書《停止餵養你的癌》，與坎貝爾博士的書

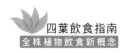

並列如下。這也是我在第 33 章建議各位去研讀的書。簡單的說，就是在數十年之後，凱利醫生在癌症病人身上證實了坎貝爾博士在動物身上所做的實驗。

希望在不久的將來，全世界人都知道飲食對癌細胞的滋養或抑制的道理，迄今為止，醫學院及營養當局機構對此結論不感興趣，以下有兩段網頁上對凱利醫生這本書的評語：

凱利醫生所講到的醫學專業領域讓我們看到醫學界充斥了許多自認為專業的顧問們，除了本業之外對其他題目一無所知也不願知道。

他治療癌症的新方法遭到許多專業人士的否定，甚至根本不予考慮。但是這本書的爭議更加增它存在的重要性。

這種發現真是天搖地動，也很諷刺。因為一向被認為最重要的營養成分卻是造成最為恐怖的疾病的罪因。

二、氣候變遷

是另外一個令人沮喪的問題。一分聯合國的大型研究名為「畜牧業長長的陰影」，在 2006 年報導為了人類食用飼養的牲畜貢獻了 18% 的溫室效應氣體，這個比例超過了世界上汽車、卡車、巴士、火車和

飛機排氣的總和。但世界上有關的主事當局卻對此保持緘默。

後來，世界銀行的兩位環境專家，亞伯特・古得倫及吉符・安韓注意到這分 2006 年的聯合國報告忽略了幾個主要的因素。他們對此進行了一次不偏袒而又全面的研究調查。他們指出牲畜飼養事實上在所有人為的溫室效應中最少占 51%（詳細報告名為古得倫安韓調查）。

很明顯的，51% 這個數字闡述了牲畜帶來的溫室效應超過所有工業化溫室效應的總和。主事當局仍然令人失望的保持沉默。一些大的環保團體也緘默不語，因為他們的反對會影響到他們的後臺財源及集資，他們在如此重要的議題上的沉默不語實在是有昧良心的。

三、最後，世界饑荒

十億人口沒有足夠的食物，有 20000 孩童會因飢餓致死。這是一個世紀以來的頭條新聞。世界上的領導人對此事做討論，慈善機構也不遺餘力地去減緩受害者的痛苦，同樣的有關的主事當局卻聞而不問，坐而不行。

簡而言之，在發達國家人們吃錯了食物。這是小學三年級的算術題。以我們目前的土地及水資源，如果大家都要西方飲食的話，只夠餵養目前世界上不到一半的人口。

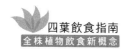

以卡路里做計算單位，同樣來自動物的一卡路里食品相比較於來自植物的一卡路里食物，需要十倍的土地和水源來生產。而需求不斷增加，我們如何應付得來？由 1970 年開始，我們平均每年摧毀三千萬英畝的雨林。

目前有 20 億人口的主要飲食含肉、奶、蛋及魚，而且是每一天喔！每年有幾百萬人加入這樣的飲食方式。這是一個我們必須受理的死亡陷阱！

很神奇的是癌症、氣候變遷及世界饑荒，這三個現象的主因及解決方案都只有一個，就是我們食物的選擇！只要簡單地把我們的動物食品以植物食品取代，我們就可以在克服這世界三大問題上面向前跨一大步。

第28章

愛比畏懼更能激勵人心

凱麗．格拉夫醫生

我有幸在 2014 美國生命醫學大學聯會上聽到狄恩．歐尼斯醫生的講演。最令我印象深刻的是他是第一位以改變生活方式來逆轉心臟病做為醫療方式的醫生。他的做法不但細膩周全，而且他的治療被國會批准為可以申報聯邦醫療保險支付的。

那天歐尼斯醫生的講演題名為「生活方式改變的力量，社交網絡及愛」。他讓我意識到我在治療病人上的失敗，即用懼怕來激勵病人改變生活方式，長期下來，這是一個很糟糕的啟發方式。

我的確有病人在他們心臟病發作之後，戒了煙也開始運動及選擇健康的食物，因為他們很怕再犯第二次。但是呢，六個月之後，他們重蹈覆轍。雖然在心臟發作之時，懼怕是一個很好的啟發動力，但是在懼怕中的改變無法持久。想像一下如果你決定過一個比較健康的生活，原因僅僅是你害怕如果不這樣做就會有什麼恐怖的事情發生在你身上。對不起，我告訴你，這不像是一種值得選擇的生活方式。

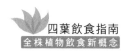

　　我們應該轉換一個角度來對待這個問題，想想如果我這樣做，會有什麼好事發生在我身上，而不是我如果不這樣做，什麼壞事會發生在我身上。這個過程叫做「認知的重新規劃」，這是要保持生活方式改變很重要的一個步驟。讓我分享一下我個人的經驗，我在改換全株植物之前，已經是糖尿病前期了。起先我是被懼怕所啟發，因為我知道糖尿的併發症是蘊發交互的。

懼怕的回應：

　　我不希望得糖尿病。

　　但開始了四葉飲食不久，我改變我的期盼為愛。

愛的回應：

　　我這樣吃之後，感覺良好，我精力充沛，比以前更能享受生活。我迫不及待和我的小孩去大峽谷划橡皮筏。

　　懼怕和愛都可以讓我在健康之路持續前進，但是我把注意力放在愛的回應上，因為它讓我感到快樂，我不選擇懼怕的回應，因為它會讓我感到害怕。從精神健康來著眼，快樂比懼怕好呀！

　　請花幾分鐘的時間享受幾樣事情在你健康狀態良好的情況下想做的：

_____

_____

_____

　　下次你又面臨選擇該吃什麼的時候（一天最少三次，對吧？）專注在愛的起點上。

　　舉個例子來說吧，我選擇蔬菜湯而捨棄漢堡，因為我要在我孫女的婚禮慶祝時跳舞，還要在慶祝我結婚 50 周年時到夏威夷去旅行或者退休後還要到薩爾瓦多去做義工。

　　我不知道你愛做什麼，但是你自己知道。選擇那些你喜歡的事情做你的動力。

愛與怕的全球觀

　　吉姆和我在整本書裏提到的社會和環境的災難極有可能發生，除非大多數的人類都改食以全株植物為主的飲食。有些人也許會說這可是合乎懼怕的回應而不是為愛所驅使。

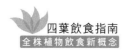

　　我們如果讓你現在為人類的將來感到害怕，那麼我們就達到了目的，讓你意識到人類所處的境地，除了個人的健康之外，也是地球的健康，也是人類文明存續的問題。希望你也知道你可以為改變氣候變遷、世界饑荒這種不利的情況出一份力，只要大家開始全株植物的飲食方式。

　　不要再停留在對人類前途的懼怕，開始為你所喜愛的事情做出改變，也為人類前途的改變盡一分心力吧！

第29章
根深蒂固的蛋白質神話和迷思

吉姆・毛利士・黑格士

　　究竟什麼是蛋白質神話？發達國家的人認為要吃動物蛋白才會健康有力。這與事實相距遙遠，而至今這個神話卻還深植人心，我們已經快要來不及把這個神話驅走，我來告訴你為什麼。

　　因為在認知上的全盤錯誤，即大家都認為動物蛋白是保證健康活力的最重要營養素，以至於在大量尋求解決飢餓及繼續生存的解決方案時根本沒有考慮這一要素。我個人認為對蛋白質的迷思是人類史上最大的路障。

　　如果我們無法把動物餵養人類的角色從人類生存的算式中移開，我們就無法和自然和諧共存，而且也會把未來文明推到一個萬劫不復的危險境地。

氣候變遷的急迫性

　　就如前面提過的，在 2009 年世銀的氣候專家報導用做人類食物的飼養牲畜占了全球溫室效應排碳量 51% 以上。所以我們認為每餐吃肉喝奶是造成氣候變遷的罪魁禍首，因為它比其他的碳源製造者加起來還要多！而且這也是唯一最容易解決的原因。

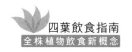

不過，令人傷心的是我們的領導者心腸剛硬，視而不見，完全不能接受，了解，並依據這拯救世界的資訊來採取行動。所以在我們尋求最棒最聰慧的人來共襄盛舉，我們首先得把這蛋白質迷思突破才能邁出第一步去接受植物為主的飲食。相信這樣我們就能把這些聰穎人士的心思倒空來解決全球的大問題，解決的方式就是以植物為主的解決方案。

摒棄蛋白質的迷思

首先要做的恐怕是一個全球性的教育計畫。但必須在以下大前提之下，全面多元性的，私人的贊助基金，專業人士管理的全球認知運動。當我們對食物鏈的需求方做這些工作的時候，幾百萬人在聽了這些有名望人士及機構的呼籲後，會選擇飲食中更多食用植物。以下是我們希望全世界的人都能聽到的訊息：

我們不需要動物蛋白也能一樣吃得健康。這些事實已經過臨床及科學的證實，事實上以動物為主的食物是造成大多數慢性疾病的主因，癌症也在內。相反的，如果我們改換以全株植物為主的主食時，我們甚至可以逆轉或治療這些慢性病。

更重要的是，為人類提供飲食的大規模牲畜飼養的消耗是無法持續的，這需要 10 倍的土地、水和能源才能提供和植物飲食一樣多的卡

路里及營養成分。這樣無度的浪費自然資源會破壞生態平衡以至於無法繼續供養我們。解決的辦法很簡單，就是我們吃很多植物再點綴以很少的肉類，人類存亡的永續全靠此舉。

如果各處的人們都能信任這個訊息完全開始了解這個冷酷的事實，可能就會有數以億計的人開始以植物飲食取代肉食。因為供求的關係，市場也會相應調整供應更多的蔬菜五穀，人們也更健康了，保健的費用就會直落到底，水資源也充足了，樹也可以有空地供它們生長了，我們脆弱的生態系統也能喘口氣開始自行修復。

另外幾種我們最終都得面對的問題就是人口太多，過度消耗資源及過分依賴化石燃料，這些大問題得搞上好幾十年甚至上百年才能解決，首先把食物的選擇先搞定了也許能幫忙爭取一些時間來解決其他這幾樣大事。

領導力

和其他所有的事情一樣，這些運動的啟動在於領導。只要世界上一位德高望重有廉正的風格並且關心我們的環境生態的人登高一呼就能啟動。這個火種一旦點著，她或他可以很快地徵召世界上其他志同道合的人，爭取財源共同努力，以臻完工。

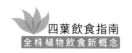
　　做為個體，你可以率先改換植物飲食而影響你周遭的人，當更多的人能接受這個有力的飲食方式，更多的優點突出的領袖人也會跟著參與，把這風潮帶入另一層境界，如果你認得這樣的領袖人才，請介紹他們參閱我的電郵 jmh@4leafglobal.com 和我聯繫吧！

第 30 章

病人往精力充沛的健康之路

凱麗・格拉夫醫生

格拉夫醫生：離我們上次會診已經一個月了，近況如何？

湯姆：大致不錯，達到三葉水平，得 24 分，我覺得很棒，除了多屁，所以我把豆製品或豆類減少。我下班後和我太太一起做瑜珈，還加上放鬆的一段，我們都很喜歡。我晚上甚至在工作的時候不再覺得緊繃。我多喝水，把酒減到每天兩杯，晚飯後和妻子的溫存纏綿是你提議裏最棒的，以前我以為自己變老不行了，自從改變飲食之後，我變得更棒了。

格拉夫醫生：是的，少油飲食把你大動脈裏的斑點去除了。你的血流增強，當然好的性生活隨之而來。很高興聽到你的狀況良好。至於噯氣多屁，你腸胃的細菌會慢慢適應把排氣減少的。在這中間如果你等不及就吃 BEANO 酵素來幫助減少排氣吧。如果你自己煮豆，加些昆布可以把氣泡消減一些，從而減少排氣。你四葉問卷哪裏失的分？

湯姆：當我去拜訪親友和他們一起吃飯時我不好意思告訴他們我的新飲食，所以和他們吃一樣的。每天的兩杯小酒也失了些糖的分數，

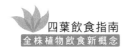

另外我在鈣、豆類及大豆上得分也不夠高啦。我麵包吃太多，即使是全麥八穀的，他們也算不上高分，因為是加工食品。

格拉夫醫生：我能理解你擔心你的飲食會讓主人準備不方便，以後就不再邀請這種麻煩難搞的客人。其實你就告訴主人自帶食物不麻煩他們，或許他們說不用這樣，你還是自備或是赴會前先塞飽了。這樣做是向朋友昭明瞭你為何如此吃，而且我的成效是有目共睹的呀！當然你有時也得為主人著想為什麼請了這麼一個標新立異的客人。

有些我的病人用了我建議的方法，這樣反而能影響更多的人來嘗試這種營養健康的飲食方式，或許你就說這是我醫生要我這樣做的，要責怪就責怪我的醫生吧！因為餐會的主要目的也是讓大家聯絡感情增厚友誼，食物只是一個媒介，不要把它看得太重要了，自帶一些備用是上策。

有時不能做得十全十美，雖然三葉不比四葉好，但也差強人意嘛！如果偏離了一下，趕快改邪歸正就是了，只要不常如此就行！

湯姆：好主意，我會試試看。

格拉夫醫生：至於吃加工過的全穀，你認為有其他的搭配的方式嗎？

湯姆：我們有兩個常用的配方，一個是素披薩，用加工過的全穀粉，另外一個是全穀麵，所以我們以後試試看用未加工的全穀粉試試。

格拉夫醫生：我有幾本全穀的食譜放在辦公室，待會兒你可以去翻閱，如果喜歡你可以去買，我自己最喜歡的一個食譜是叫《喔，她容光煥發》，但是你得把油的材料省掉，效果也實在不錯！

一個月後

湯姆：我現在每天都幾乎可以達到四葉的水平，我的驗血報告出來了嗎？應該不錯吧？！

格拉夫醫生：是的，進步了，比上次好多了，你的膽固醇指數由 272 降到 220，你的低密度脂蛋白由 177 降到 128，你的脂酸三甘油由 222 降到 118 ！

湯姆：那是否我沒有遺傳性膽固醇的毛病呢？

格拉夫醫生：大多數人吃四葉飲食的人膽固醇都比你低，所以從遺傳上說來，你是偏高的，但是改變飲食讓你的風險降低了，你現在達標了！

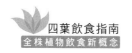

湯姆：那麼我需要吃降膽固醇的藥嗎？這樣可以把我的風險再降低嗎？

格拉夫醫生：我不建議，因為降膽固醇的藥是有副作用的，恐怕得不償失。何況你在此類人群中已經達標，加吃膽固醇藥物能帶給你好處很可能被副作用的風險所超越，不吃為佳！

湯姆：如果我吃藥，是否就可以不再戒口隨意亂吃呢？

格拉夫醫生：你當然可以為所欲為，因為那是你個人的選擇，但是回顧愛斯爾斯坦醫生在「叉子勝過刀子」的記錄片裏那些堅守飲食規則的都有好的結果。雖然吃了藥，也得到世上頂尖醫療照顧的卻相對的表現不佳，雖然表面看來他們膽固醇的指數不錯。所有醫藥的介入雖然把膽固醇降低了卻沒有用飲食根本解決問題的效果好。

湯姆：好吧，我已經感覺不錯，也不想半途而廢，我精力充沛，我的腸病也不再騷擾我了，我也瘦了 15 磅，我也沒有腎結石，我的性生活棒極了，雖然要多花精神及時間去做策劃執行，值了！到底是我自己的生活呀！

第31章

可持續發展至上

吉姆 · 毛利士 · 黑格士

沒有可持續發展，我們所珍惜的家庭、健康、自由、和平、財富、朋友及快樂將不復存在！如果我們不學習與大自然和諧共處，到最後碩果僅存的人類會在這個星球過著生不如死的地獄生活。

許多科學家現在都認同如果我們繼續現今的生活方式，大自然無法再持續提供我們生活的資源。其中一位科學家名叫馬斯羅 · 格雷舍教授，任教於達特毛斯大學教習自然哲學、物理和天文學。，在本書發售前不久，他於2015年夏在npr.org上發表了一篇名叫「奢華的飲食」的文章。他的結論是：

「是的，肉味誘人，但我們應該開始問自己，還有多久我們可以避而不談這必須面對的問題？吃肉無法與環境相合也無法可持續發展，我們遠離了原始祖先的生活方式，我們飲食與我們文化並進的時候到了。」

除了飲食之外，還有四項我們的生活方式是無法永續的，讓我們回顧一遍：

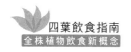
一、人口過多

在 200 年的時間，人口爆長由 10 億至 70 億，每四天增加一百萬人。

二、過度消費

在有限的資源下，我們全球的經濟體系卻是鼓勵過度消費。

三、依賴化石燃料

造成全球暖化的主因。這是前兩個問題產生的直接後果。

四、飲食方式

如果繼續這樣食肉，我們需要 10 倍的土地、水資源和能源（每卡路里。和全株植物飲食相比，非常昂貴。典型的西方飲食無法持續，必須改變。

前三項需要耗費時日去改革，不是百年也是數十年。只有改變我們目前西方的飲食方式以全株植物飲食取代，才會帶給我們巨大的機會，爭取時間開始對可持續生存開啟第一個解決的方案。

當全球各地的人們對這飲食選擇的重要性有深切的了解並開始以

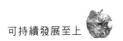

植物飲食取代動物飲食時，這股洪流就能帶領我們進入更綠色更能持續發展的生活方式。

也許有人會問，瞬間的改變，數十億的食物牲畜如何處理？而驟然間大家同時改變，有足夠的植物食物提供給大家嗎？簡單地回答，大家不再購買肉食，這些供肉動物的飼養數目就會逐漸減少。這個過程是持續的，直到有一天，那個飼養數十億動物為人類提供食物的時代最終結束。

那麼全植糧食足夠嗎？如果大家一窩蜂地都改變起來？我的答案是這種顯著改變不會一下子有大量的人同時進行的。從商業的眼光來看，可以很有把握的說，自由經濟體系的調適可以非常迅速的應對需求的快速增長，全株植物的供應應該不會失衡。當用植物飲食取代動物飲食時，好的改變發生了。大家變得更健康，健康醫療的費用下降至最低，對我們生存的環境大為有利。我們所言所行已符合了大自然為我們的設計。

你還能做什麼？

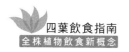
盡可能吃有機食物

非有機食物使用了大量的農藥,對人畜、昆蟲及雜草都是有害的。最受關注的是基因改造食品。這些新的生物可以自產殺蟲劑或能抵抗大量使用的農藥,對我們的健康及地球有害。儘管這是數十億的工業,有關基因改造食品安全性的數據為數甚少。攝取有機食物可以降低農藥的進入體內,但是要完全避免則不太可能,即使是有機食物也可能會由水源、土地及鄰近的農田經風媒而傳來。不過,買有機食物對你還是好的。

吃本地出產的食物

草莓是春天的美食,但是若由數千里的外地運來就製造了不少溫室效應的二氧化碳。所以吃本地出產的食物,大大降低這種汙染。如果能夠自耕自食是最綠色環保的。這也是讓小孩參與的好機會,大大鼓勵他們多食蔬菜!社區支持的農耕是另一個吃本地出產的好方法。當你參與時,你就是本地農人的股東,你可以很經濟實惠地買到新鮮的蔬菜,很有可能你有機會得到以前不曾見過的蔬菜,也趁此機會學學新的烹調方法。

　　農夫市場又是一個好的選擇，和社區支持的農耕相比，農夫市場可以給你較多的選擇。

底線

　　人類文明的未來都操之在我，如果大家都採取正確有效的行動，效果會明顯的。不幸的是復活島的居民沒有認清他們的生活方式是不可持續的，整個文明終於喪失！下章我們要詳做介紹，也希望大家迅速採取行動來拯救我們的生態系統，以免太遲。

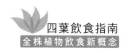

復活島的深刻教訓

吉姆・毛利士・黑格士

在復活島究竟發生了什麼事？對我們來說這是非常重要的，讓我們記取教訓，不再重蹈覆轍！

在離智利 2300 英里的南太平洋有個只有 63 平方英里的小島。在公元 400 年前，小島的居民是由波利尼西亞划小船到達這裏的，這些人我們稱他們叫拉帕努伊。從那時起他們便開始管理這大自然的懷抱裏經過幾億年孕育而成的熱帶樂園。

在接著的 1,000 年裏，拉帕努伊人口增長到約 15,000 人。從不少歷史遺跡可以看出他們的文明非常先進。就拿那些留下來巨型的石刻雕像來說，我們可以確信他們極有智慧並且勤奮努力，他們的領導管理系統也是非常先進復雜的。那些被發掘的石像共有將近 900 座，我們稱之為摩艾（Moai），最重的竟有 80 噸。但是這個看似可以長存的文明在荷蘭人 1722 年復活節主日登陸時卻已經煙消雲散了。他們只找到約 2,000 個左右的倖存者。這個曾經興盛的文明由於無法和維繫他們生存的生態系統共存而坍塌，這些倖存者是這個文明最後的見證人。

公元前約 400 年拉帕努伊人到達小島之前，整個島幾乎全被棕櫚樹覆蓋，有幾千種鳥類及昆蟲棲息。但在拉帕努伊人入住 1,000 年之後，這些生物就絕種了。而他們自己也在荷蘭人到達時瀕臨絕種。砍伐森林、造屋、捕魚船把棕櫚樹都砍光了。因為他們的無知不智，用盡了島上有限的資源，也把他們賴以為生的生態系統破壞無遺。當他們知道闖下大禍的時候，已經太遲了！

可悲的是我們地球正在重演復活島的悲劇。而砍伐森林占了破壞生態很大一部分。自 1970 年開始，平均每年有 30 萬英畝的雨林被摧毀。在這個過程中，我們正在摧殘地球的肺。理查‧歐朋蘭德在一篇名叫《渾渾噩噩》的書裏敘述到 70% 的森林砍伐都是為了餵養牲畜。

當我在我的講演裏提到復活島時，我用了兩張投影片。第一張是茂密的森林，是經過大自然億萬年才累計出來的。第二張是經過 1,000 年的人類活動破壞之後，已是滿目瘡痍空蕩無物，只剩光禿禿的一片土地。這樣說吧，我們若把地球四十億年壓縮為一年的話，復活島上人類的存在只占了這一年的十秒左右，在歷史上是一眨眼之間。再一次的，我們人類很有系統地把整個地球有限的空間都完全占據了，卻迅速地在消耗有限的資源來滿足我們貪得無壓的需求。所以，不止是雨林岌岌可危，我們的水資源，我們多元的生態系統和空氣品質，還有更多更多都在不斷地耗損式微至消滅。

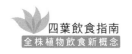

　　無怪在 2015 年一月的華盛頓郵報有一篇這樣為題的報導：「人類活動已把地球推向行星的邊緣」。它這樣報導的：「以人類活動的速度，在往後的十年地球將不再是一個適合人類居住的空間。這一結論來自於周四發表於科學雜誌的新文章。文章中 18 位研究學者共同推算地球在自然界的折損點。」

　　文章指出我們已超越了四根行星界限：物種消失的速率、森林砍伐、大氣層積累的二氧化碳和因為施肥流失到海洋的氮磷。

　　當我讀到這篇文章時，不禁憶起在 2009 年 PPR 出品的記錄片「一家」：「我們人類在短短 50 年間加諸於地球的摧殘超過以前 200,000 年所有人類的總和。而人類在 200,000 年前才作為物種出現。以此推算，50 年在上面壓縮的一年裏只不過是一秒半罷了。

　　雖然有限資源在不斷地耗損，卻不見我們全球的領導談論到這個令人驚恐的宏觀展現，更不說籌措緊急應對方案來扭轉這死亡的列車，也許現在還來得及但卻為時不多了。可惜的是我們那些頂尖領袖們還在沾沾自喜地說現在比以往更好過，沒有流行病，嬰兒死亡率下降，人民更富足，生活品質也不斷在提升！

　　可悲的是，當初拉帕努伊人在通過那不可回頭萬劫不復的轉折點

時，也曾經沾沾自喜志得意滿，毫不知他們賴以為生的生態系統已被破壞到無法扭轉的地步！但是我們還有希望，我們還有更多的知識和資源來把這希望轉變為事實。

採取緊急行動改變我們飲食的選擇可以為我們爭取時間及空間來對付那些人類危害生態的活動，此舉可以維護我們的文明及我們人類的生存。這項行動最為容易，有力且能迅速修復我們被破壞的生態系統。

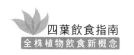

第 33 章

能夠幫助深入了解的書目

吉姆 · 毛利士 · 黑格士

本來凱麗和我想把每一樣有關的資訊收歸此書來引領讀者和我們的地球進入健康充沛的活力之中。在過去 100 年中，這條道路卻缺少人跡。希望此種現象有所改變，但是截止目前為止，我們仍屬於少數人。正因如此，我希望你能充實這方面的知識，這樣才能夠信心滿滿的把你所學的新知識有效的介紹給朋友。

雖然本書為你準備了基本知識帶你上路，但是不夠讓你對此大題目全然了解，相信並能為離開動物蛋白飲食這種較具爭議性的題目做辯護。閱讀以下介紹的這些書籍你就更能有充分的準備。

在這十本書的清單中，我想把《吃得健康，吃出健康的世界》這本放在最後。就某種程度來說，這本書是綜合其他所有書的一個大視野有宏觀胸懷的總結。我用三位專家的書來開路，他們的理論和建議讓前總統比爾 · 克林頓採納了全株植物的飲食從而逆轉了他的心臟病。接著是四本關於人類健康及兩本關於全球資源耗損和可持續發展議題的書。

一、《中國實驗計畫》

這是湯姆士‧克林‧坎貝爾博士（康乃爾大學）和湯姆士‧M‧坎貝爾醫生的著作，2005年出版。這本書是整個全株植物飲食觀念的奠基石。在出版以後的十年中售出了一百萬本，並影響了上百萬的人改變他們的飲食方式。

二、《預防並逆轉心臟病》

作者是考得威爾‧艾索斯丁醫生，克利夫蘭診所。是一部具有爆炸力的書籍，描述一位前外科手術醫師如何靠實行全株植物飲食來阻止甚至逆轉了心臟病，並在受試病人中得到100%的成功。此書也提供了許多健康飲食的食譜來幫助那些病人改變飲食習慣，這是所有心臟病專科醫生不會做的事情。

三、《包羅萬象》

作者是狄恩‧歐尼斯醫生。他是世界上最有名的倡導全植飲食的創始人之一。他在加州大學舊金山分校任教。是第一位證實心臟病可由飲食及生活方式來逆轉的人。他的療程首先被美國聯邦醫療保險認可。他和另一位醫學同僚 Sanjay Gupta 在 2011 年參與的 CNN 特別節目「不再有心臟病突發」引起了廣泛的關注。做為比爾‧克林頓 93 年以來的健康醫生之一，歐尼斯醫生在醫學界有巨大的影響力。

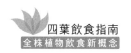
四、《尼爾 · 巴納德醫師的逆轉糖尿的設計》

作者尼爾 · 巴納德醫師。畢業於喬治華盛頓大學醫學院。他在華盛頓特區成立了美國責任醫師協會，負責管理領導這個協會直到現在。在這本書裏，他要幫助那些第二型糖尿病人根除此病，他也一樣建議全株植物的飲食，這項飲食可以逆轉心臟病，也可以把癌細胞餓死。

五、《停止餵養癌細胞》

作者約翰 · 凱利格醫生。他在愛爾蘭當家庭醫師，他在這本 2014 年出版的書中和大家分享他一段神奇的故事。他提到他讀了《中國實驗計畫》這本書之後，決定把這本書介紹的原則用在防止、減緩甚至逆轉癌症的治療上。就像坎貝爾教授所報導的那樣（除了一個例外），當飲食中的動物蛋白由減少甚至去除時，癌細胞停止生長。

六、《澱粉的解決方案》

作者約翰 · 麥克道格醫生。就像我在《吃得健康，吃出健康的世界》這本書中所介紹的四位先驅醫生一樣，約翰向世界昭示了我們應該吃全株植物，也就是國內所說的粗糧。他對這個題目出版了好幾本書並且毫無疑問地幫助了成千上萬的人成為自己健康的主宰。他所提倡的澱粉是以粗糧的形式存在，就是五穀、豆類及馬鈴薯。

七、《完整，再談營養學》

　　作者湯姆士・克林・坎貝爾博士，2013 年出版。這本書闡述了營養學誤導人們飲食的多方面原因。

八、《百億》

　　作者史蒂芬・安馬特博士。他是微軟公司計算科學英國區的負責人。這本一個小時就可以看完的小冊子講述了人類選擇的那條無法持續發展的道路。雖然他並未給出太多的解決方案，但是他和我的看法相同，即我們如果不作飲食方式的急速徹底的改變，這個問題無法解決。我認為此書是給領導們看的，我衷心希望我們世界的領導能讀這本書並採取緊急措施。

九、《渾渾噩噩》

　　作者理察・歐朋蘭德。這也是一本短書。在書中作者說我們人類在渾然不覺的情況下把有限的資源以急速及無法持續的方式用盡，其中尤以水資源及土地資源為最。令人悲傷的是，這世上的公民，尤其是那些世界級的領導者和環保專家還渾然不知。像青蛙在慢熱的水中，不知死期將至。與大多數環保主義者不同的是，他強調以植物為本的解決方案，認為這是唯一讓人類與大自然回歸和諧的務實做法。

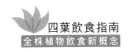
十、《吃得健康，吃出健康的世界》

作者吉姆‧毛利士‧黑格士和 J‧史坦賈爾德‧黑格士。我讓我的影片製作者來替我說幾句話，介紹這本書吧！

「感謝你精心編撰這麼一本好書。在我準備拍這部電影時，我讀了不下 50 本相關題目的書籍，你這本是我的上選之一。你把最優秀的專家的觀點做了精彩的總結歸納（坎貝爾、麥克道格爾、歐尼斯、傅爾門‧巴納德、羅賓斯等），用簡易的解說把重點一一闡述。我很高興認識你，很榮幸能邀請你參與本片！」麥克爾‧細威爾斯啟

所有這些書在亞馬遜網上書庫都買得到，找「STORE」然後在 4leafprogram.com 上，另外還有將近 900 篇文章也與本題有關，它們在我個人的網站上，「hpjmh.com」

第 **34** 章

傳教式的而非建議性的

吉姆・毛利士・黑格士

當我在 2010 年編撰我第一本書的時候，我住在新英格蘭靠海的一座小村落，我對島上的 1,200 名居民都臉熟，還叫得出一半以上人的名字。在 2003 年搬到那住以前，我開始對最優的飲食產生了興趣。在我翻遍群書作深入了解後，我有了驚人的發現，這是有關在地球上救命保命的方法。現在，我應該如何告訴我的新朋友們有關我的發現呢？簡短的答案是什麼都不說，除非有人問我。那麼，應該如何傳播我們認為的在人類歷史上最重要的話題——這種目前的飲食方式正在產生無可收拾的結果呢？！

首先，讓我們記著吃是人生裏很重要而且很個人的一個課題。我們的存續取決於吃，而且圍繞在吃上還有社交、文化及宗教傳統等課題。讓大多數人難以接受的是我們的母親也許不知道該用什麼來餵養我們抑或我們為所愛的人準備的食物恰恰是造成他們不健康的主因。所以你如何把你知道的有關飲食選擇的驚人事實告訴你的親朋戚友呢？

我們過去說是盡力去做我們認為是對的事，但請記住在關懷及說教之間只有一線之隔。若人想聽你對飲食的意見時，他們會問一個問題的。

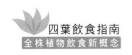

　　我對於傳教的指導原則與我對推銷的理念相似。沒有人願意被說服去買一樣東西。所以我更傾向於「行銷」，這是一個孕育購買欲望的微妙過程。以下是我對這個耐人尋味的議題的行為指導原則：

一.別人不找上門，別自動把忠告或建議給他。

二.對別人正在享用的不健康飲食不做任何負面評價。

三.不談健康或飲食的話題，除非別人問你的意見。

四.當別人真的詢問你這方面的資訊時，你起始的回答以言簡意賅為宜，如果他們想知道更多，他們會問的。

五.有些比較敏感的討論，則以一對一為原則。如果有人當眾問你的飲食哲學時，你就給一個簡短禮貌的回答即可，然後邀請對方後續討論，也許是在一個健康的飯局上。

　　你也許會想，如果我們不能把學到的真相與大家分享，那麼我們怎能改變世界呢？讓我們來看看甘地，自己做改變的現身說法吧！當然，百家各有所答，至於我呢？我打算開一個微博，分享一本書，受邀做講演，創造一個四葉飲食觀念，做一些大公司的顧問諮詢，成為此項運動的積極參與者，並且要開創一項幫助人們改變飲食的事業。我越是加力使勁我就能打開更多扇門。總之，我不喜歡傳教式的，想想如果你自己是對方的收受者，己所不欲勿施與人嘛！此外，我必須提醒自己，我 90% 以上的朋友仍然食用乳製品及肉食，我們仍然屬於

少數人。正因為如此，我不想製造任何的尷尬場面。我想長遠來說，
這個法子應能奏效的。讓我舉個例子：

最近，一位帆船俱樂部的朋友上前來跟我說，他很欣賞我的書《吃
得健康，吃出健康的世界》。而且他說這話時，旁邊還有不少其他人
呢！這位前銳步鞋的總裁接著說我這本書簡明扼要，不冗長且易讀，
引人入勝，並且沒有那麼狂熱的追求健康。

追根究底，飲食是屬於個人的事。我們在這章要說的是如何把觀
念傳授而不造成尷尬不便甚至憎恨，當人們火大的時候是不會跟從
你的！

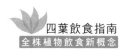

其他幫助活力充沛健康的五片葉子

吉姆・毛利士・黑格士

在本書不止一次提到充沛活力，我們甚至把它用在書名上。現在我們必須提醒大家一下，飲食固然重要，另外還有幾項也不能全然忽略。除飲食之外，美國生活方式醫學院提到健康到位或失敗的五大要項：它們是吸煙、運動、睡眠、壓力和愛。我們把它們定為五葉，讓我在此闡述：

第一葉，別抽煙

在本書我們不必浪費篇幅強調吸煙的害處。吸煙對健康是肯定有害的，想要精力充沛，別抽煙！

尼古丁是會上癮的，一旦吸上了，癮君子很難戒。如果你自己無法戒煙，就得找醫生諮詢其他戒煙的方法。

第二葉，經常運動

世上最健康的人群是攝取正確的飲食業經常保持運動的，要多少運動呢？很多專家的意見是最少每天一小時，每周七天。

令人可笑的是，世上最健康的都沒有參加健康俱樂部。因為不像西方社會那樣，他們每日的活動量已經夠多了。但是因為我們大多數每天坐著工作的，所以要有一定的運動計畫來鍛煉身體。你的運動計畫必須包括有氧運動及體能訓練，兩項運動也可以摻合著一起做像拉單杠等，此外跑步及打網球也算。但是如果你的運動不承受體重像騎單車或遊泳，你就得加些體能訓練像舉重等，如果你對運動一無所知，那麼就考慮參加運動健身俱樂部或請一位個人訓練師來指導了。（請參看附錄 G 我的運動作息表）

第三葉，睡眠要充足

這一項有很多人以為可以偷斤減兩，行不通的！有充足的睡眠很重要，好消息是一旦你改吃全株植物並且保持經常運動，好眠自來。究竟睡多少才夠呢？根據國家睡眠基金會的建議，睡眠專家的建議，成人每日睡 7-9 小時。睡覺的模式可能會改變，但睡眠所需的量變化不大。老年人晚上醒得多睡眠時間就會相對減少了，但切記他們所需的睡眠時數不比年輕人少。睡太多也不見得對身體好，試著看幾個小時的睡眠你精神最好，就照這個標準去行就對了。

第四葉，好好管理壓力

當然，生活中沒有壓力多好，但這是不可能的。果真如此，人生

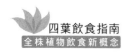
也就淡而無味。不好的事造成壓力，但人生中有些很好的事情卻自壓力而來。比如說吧，和愛人成婚，有了小孩或是編纂一本你夢寐以求的書等等。很多時候我們的壓力來自想起過去不愉快的事情或是冥想什麼不愉快的事將來會發生。壓力倒是很少發生在當下，所以最有效的管理壓力的方法就是把注意力放在當下。

這就是所謂的正念，有很多方法可以施行：如靜坐冥想、全身掃描、瑜珈、作詩、音樂，還有其他。設法耕耘正念，每天都這麼做，你會發現你對生活生命的回應會更輕鬆容易，並且充滿樂趣，不要管外在環境如何。

第五葉，找到你真正喜愛的。

我的意思是說，找出你最熱衷的或是你生存的最終目的。此項因人而異，有人沉迷工作，有人貢獻時間精力給他的教會或慈善機構。不管是什麼，要讓你覺得有幹勁，並且會帶給你溫馨和滿足感，覺得你造就了不一樣的成效。

最近我看了一位八十幾歲老先生的一個說法；我認得超過八十多的人不是繼續工作就是過世了。如果心態是正面的，我們會工作得更好，就能享受更多快樂，可以有朋友拜訪，有事可以做而且有地方可以去。如果你可以找著你的熱情和執著，並且有使命去完成，人生會變得更充實。

　　我花了 58 年終於找到了我的熱情執著並且這已成為我的使命！我要把餘生的精力放在這個事情上。以我來說，我在 2002 年的 11 月對最優飲食產生了單純的好奇心。經過一萬小時的鑽研和工作，我有了一個新的，高度令人滿意的，永無止境的事業。

　　我的目的就是讓千千萬萬的人去了解及熱愛全株植物為本的食物，因為它可以增進健康，為地球帶來希望和和諧。我堅信史上沒有比這更重要的事情了，我熱愛這工作而且堅信不移！

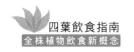

第36章
和諧的新世界

吉姆 · 毛利士 · 黑格士

設想一下有一天全世界的人都接受了全株飲食。那時數十億的做為人類肉食的牲畜不再存在。所有的名廚皆致力於發展以植物為本的菜譜，並於米其林及機卡特指南上發表？！

人們不再擔心食物不足，而且慢性疾病也幾乎絕跡！這下子健康保健的費用大幅下滑，由原來的 20% 的國家產值一下子降到 4%！

知名醫學院所開設的課程也由疾病控管改變為健康倡導。而主要的醫療花費都專注於出生前照顧、傷殘康復及修復及美容醫學。癌症掃描測試不再需要，因為癌症發生率近於零。

水資源和食物足夠供養地球上的生物，因為使用率和自然修補的能力沒有衝突。人口的成長也達到一個可以永續的地步，人類不再依靠化石燃料。世界和平處處可及，人類生活品質大幅提高，因為原來用在健康保健，極端不符效率的飲食方式及戰爭的巨量資金現在可以用在消除貧困，解決饑荒及消除文盲等事情上，人類和自然共處的和諧和平終於降臨。

　　這都歸功於迅速的由動物為本變成全植為本的飲食轉變。只有足夠多的勇氣可嘉的家庭醫藥從業人員能擁護並執行這全株植物的巨大能力來預防及逆轉疾病，並把這種知識傳播給他們的病人，這個轉變才能真正生根。

　　有一位醫藥從業人員的確做到了，她是凱麗 · 格拉夫醫生。她率先改變她的醫療方式並完全沒有顧及這對她的財源及收入可能造成的負面影響。她以幫助病人得回健康快樂為職志，此舉令她樂此不疲，在寫這一章時，她送給我一個短信：

　　「剛才診治了一位高膽固醇的病人，她的膽固醇由 340 降到 195，全靠四葉飲食。她覺得棒極了，她也看來健康亮麗！」

　　如何讓這個好主意在醫療界落地生根普為接受呢？在最後一章，格拉夫醫生帶頭踏出第一步，她寫出來呼籲同儕來共襄盛舉把疾病照護改換為健康照護。

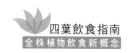

第 37 章
呼籲所有的醫生

凱麗 · 格拉夫醫生

當許多人聽到這有力的飲食證據時,他們迫不及待去改變他們的飲食方式。不幸的是,等到他們去看醫生時得到的不是鼓勵卻是警告。

主因是大多數的醫生他們自己也是吃典型的西方飲食。他們認為致病原因不外乎遺傳基因和運氣不好,藥方和手術可以解決問題。總之,他們只是按照他們所接受的專業訓練行醫。

事實上,現今詢問有關全株植物飲食的病人對健康有助的營養成分的了解比執業的醫師還多。這似乎是無法接受的,但這是現況,這也不是無辜醫生們的錯!

即便有些醫生略知有關全株植物飲食的深遠有利於健康的好處,他們也不可能推薦給病人,自己也不會起而行來接受這種飲食方式。我們的病人以為我們對飲食有權威性,即使他們只是浪得虛名,當然我可以為他們辯護說醫生有義務給病人最好的忠告。短時間內,醫學院的教程不會把藥方和手術刀從教材裏省略,現今只能靠醫生們自發地去聯繫並且互相幫忙去維持我們這偽君子的誓言:「首要之事,不加害病人!」

就如 plantcian.org 的蘇珊・本尼加斯所說的，靠自己我們只能做這麼多。我們得找個法子把醫學界的主流納入，尤其我們在談論到這令人無法置信的全株飲食對健康的實在幫助。除非先由這些醫學界的人相信全株植物飲食的好處，接著把此觀念介紹給病人，讓他們起而行來改變，不然這個飲食方式的轉移只不過是個虛幌罷了。

為此，我把這封信發給我所有醫療同儕，你也幫忙把這封信介紹給你的家庭醫師吧！

凱麗・格拉夫醫生

502 South Main Street,Canandaigua,NY,14424 USA

親愛的醫事同輩們：

做為一個醫療從業員，我們有義務對我們病人的健康提供最好的忠告。這應該包括奉勸他們該吃什麼該怎麼吃，我認為把這重要的對健康有幫助的飲食方式介紹給他們是我們醫師的首要職責，為什麼呢？因為病人每日三餐攝取進體內的食物對他們健康的重要程度遠超過我們所開的醫藥處方或是手術。

雖然醫學院的課程尚未納入，堆積如山的報告及證據也足夠證明全株植物飲食可以防止、逆轉甚至治愈慢性疾病。這都是西方世界目

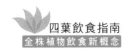

前的大問題。很清楚的事實是人應該多吃全株植物而少吃肉、奶及蛋魚，更勿談過度加工的食品。既然證據確鑿而文獻又堆積如山，我們在道義責任上就該教育自己和病人，讓他們知道這些有力的營養事實及它們對人類健康能做的貢獻。

究竟這有力的飲食對我們的病人有何幫助呢？首先，研究已經顯示大於 95% 的心臟病人在接受這個飲食方式之後不再復發。第二型糖尿病幾乎全數可被逆轉甚至治愈。癌症可以預防或已擴散的癌細胞可被阻止繼續擴張，健康的益處是超乎尋常的。

我親眼目睹了許多我的慢性病人因為遵行了我熱衷介紹的飲食方式得到驚人的進步。病人更是樂不可支，因為他們重新得到健康，並且他們可以把藥方子都收起來了！在此前我的行醫是一成不變的開藥去治療慢性疾病，這一改變我重新領會到行醫的樂趣。如果你認為全株植物飲食好似有點兒極端，尤其那些自己也不願遵行這種飲食方式的醫生們，本著己所不欲勿施與人的準則，就更覺得不自在去勸告別人去接受這種飲食了，對我來說，這是一個大問題。

想想成千上萬的病人為了要做心臟病或結腸手術而寢食難安甚或手術不成功要面對的早衰早亡，相比之下，跟他們說你吃花椰菜、豆類和蘋果，哪個容易啟口呢？如果病人發現我們明知有這麼簡單改變

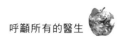

飲食的方法可以救命治病，卻因為我們職業訓練無法放下身段來告知他們，他們會怎麼想?!

當病人得知這全株植食對健康疾病的巨大影響時，有的會迫不及待去嘗試，有的卻按兵不動。沒關係，這是他們的選擇，但是告訴他們教育他們卻是我們做醫生的義務，讓他們裝備好自己可以做有知識明智的選擇！因為告知病人他們有幾個選擇而能得到他們理智的認可做出選擇是醫生做預防及治療的天職。

設想如果我們有一樣醫藥可以防止、逆轉及治癒大多數的慢性疾病，我們卻不把這訊息和我們的病人分享討論，這是哪門子的醫生啊！當然我們會把這個神奇妙方和他們分享，否則會良心不安的。如果這訊息是有關飲食方式而非醫藥，也一樣要分享呀！總而言之，醫生有很多管道可以接觸到這些飲食方式對健康的影響，至於他們本身是否願意採行，那就是個人的抉擇了。

我深信在不久的將來醫生開這個以植為本的飲食方子是標準的手續，不管這些醫生的專業是哪項，因為治標不如治本！此外，疾病防治中心估測不健康的飲食選擇就像吸煙一樣對健康有害！儘管如此，病人在每次就診時都要被詢問是否吸煙，吸煙的程度如何，而一天三餐吃些啥卻置之不問。

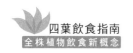

我們以往對飲食的品質評估不成功的主要原因是因為我們缺少一個簡捷的工具，現在有了。這四葉問卷由 12 條簡單的選擇題組合而成來檢視我們的飲食習慣。病人只是花 3 分鐘的時間就能做完。這四葉成績結算就可以摸出病人飲食的脈搏和特徵而評估他們健康的程度，有興趣請上網找 4leafprogram.com 或是讀我們這本《四葉指南到精力充沛的健康》，我和吉姆・毛利士・黑格士是作者。

現在讓我們這些醫藥從業員開始真正提倡默誦我們醫藥始祖蘇格拉底所說的這句話：「讓食物成為我們的藥，讓藥成為我們的食物。」

毫無疑問地，這個建立在良好科學基礎上的全株植物飲食可以保持健康，逆轉疾病。這個理念是我們醫學界對病人積欠太久了，應該及早和他們分享。首先我們應急迫地先在同儕之間分享學習。大家應該知道若醫學界不熱忱擁護這個觀念，這個運動不能得到圓滿的成功。再怎麼說，我們究竟是最受病人信任的呀！請自修自學，教育自己，上以下幾個網頁 nutritionstudies.org，plantician.org，nutrition fact.org 或是讀一些相關題目的書籍，我推薦以下這本有科學及臨床根據的書如《中國實驗計畫》，作者湯姆士・克林・坎貝爾博士和湯姆・坎貝爾醫生。

請隨時和我聯繫如果想做更進一步的討論或更多的資訊。

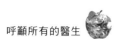

你最真誠的凱麗 · 格拉夫醫生

附帶，除對個人健康的深遠影響之外，我也開始深信我們該吃什麼已成為目前人文歷史最重要的課題。全株植物的飲食對經濟及環境的效益是無可限量的。

我們西方飲食方式是極無效率的、有害又無法永續的生活方式，也是造成 80% 以上保健費用、環境問題包括氣候變遷等的首號罪魁禍首。的確我們用叉子放進口中的食物已把未來文明推向高度的風險之中。所以解決這些問題的方法都是同一個——吃全株植物，這不是靠的運氣，而是我們注意照顧大自然，大自然也會相應地回報我們。

結語的幾句話

整本書從頭到尾，吉姆和我重覆地鼓勵各位上 4leafprogram.com 去吸收問卷有關的新知，其他工具及食譜等，你也可以把我在上面寫給您們的這封信打印出來傳遞給你的醫生參考，如果不去看診一陣子，你也可以慢郵的方式寄出。

還有，在讀這本書的同時，你也許會問我們人類怎麼蹚進這一灘

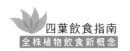

混水的呢？為什麼我以前都沒聽說過這回事呢？吉姆會在結語中把來
龍去脈詳細地告訴你。

究竟這些現象怎麼演變成的呢？

吉姆・毛利士・黑格士

這是一個極為重要的課題，讓更多的人了解到我們飲食的方式，不但影響個人的健康及壽命，更影響到環境、下一代及在地球生存的所有生物。結語想和大家分享我們搞到今天這種光景的來龍去脈，再把就是如何收拾這個局面重歸和自然和諧。

在 2007 年我研讀了五年全球人類飲食的模式之後，我突然領悟到這少有的大格局的知識應該把它記錄下來。在那節骨眼上，我深怕萬一我死了，而卻沒有把這些資訊和我心愛的人分享，所以我就馬上提筆作書了。

當我在達美航空班機由波士頓飛往亞特蘭大機上敲打我手提電腦時，我對自己說如果我只剩 30 分鐘生命，這就是我要告訴我所有至親好友的訊息。所以「THIRTY MINUTES TO LIVE」是起先我為這本書擬訂的題目，後來我把它改訂為稍微和緩一點的題目，「給我 30 分鐘我還你 30 年」，這封信是這樣開頭的。

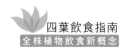

親愛的：

　　你也許對我要傳遞給你的訊息很難了解或相信，但現在請你先聽我說，等你以後有興趣的話，我奉勸你做做功課，研讀資料把所有的資訊擺在一塊兒做出自己的結論。這是我的看法：

一、讓我先由大自然開始

　　原本所有的生物物種是被創造出來和諧共存的。幾百萬年以來，大家和平共存都活得好的，直到近幾百年來，事情變了。原因是人類開始做一些不與自然和諧的事情，人們開始吃一些非自然的食物，接二連三到了無可收拾的地步。在近 200 年內，人口突然由十億增加到今天的七十億。就在這歷史長流一眨眼的瞬間，就如馬克吐溫所稱的侵擾冒犯地球，人們開始漂離受造者的範疇而製造了一個無法永續的生活方式。這種方式造成了一個可悲的組合，有全球性的疾病，普遍的饑荒及一系列的全球環境問題。

二、好消息是現在去修補被損毀的還不太遲

　　我認為首要之務就是在保健方面的危機，這個危機已經擴展到全世界。所幸方法很新鮮簡單，但是過程復雜而困難。背景就是我們人類和癌症、肥胖症及第二型糖尿病的爭戰上都吃了敗仗，在過去 30

年來，有增無減！究竟怎麼回事呀？我們在逐漸偏離了應有的飲食，我們的飲食無法供應我們身體所需的營養，並且同時還造成了環境的損毀。所以我們只要教導人們怎麼吃換回健康，副產品是環境也變好了，我的生活方式也改進了。

三、你知道嗎？大部分的情形你可以選擇你健康的程度

我們的身體有能力自愈或是防止一些西方世界常患的慢性疾病。我們要做的是提供身體所需的營養、運動和休息加上強烈的企圖心讓奇蹟再現。選擇了健康，你的生命就更加充實，也能活到天命。我們的身體是被設計來過活力充沛的健康生活的，只要我們能提供合適的燃料給它使用，我們大多數人都知道什麼車燒什麼油，卻忘記什麼食物投進肚子裏提供身體的需要。

四、你的食物就是你的藥材

蘇格拉底被譽為醫學之父，幾千年前就說過，「一點兒壞處都沒有的，你的食物就是你的藥，然後你的藥就是你的食物了。」他的意思是說如果我們吃對的食物，我們的身體就有能力保持健康。雖然我們醫生在畢業的時候還是起蘇格拉底的誓言，但是我們行醫的手法卻和蘇格拉底的智慧大相徑庭，怎麼搞的？

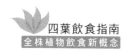

五、現今的醫生們不促進健康，他們治標不治本

實在是不幸，現代醫藥走錯了路子，偏離了促進健康，反而治病以猛開藥方、開刀、放射性治療以及化療等等。更糟的是，醫學院也不教導將來的醫生如何促進健康，他們只教他們如何診斷問題，然後如何開方子，這些治療方式利少害多！

不去真正找出病因，卻只是開藥壓制發作出來的症狀，而且這些藥通常都具有毒性的，為啥醫生不懂得促進健康呢？哈哈！那麼整個醫藥界就沒錢好賺了！把這個吃健康食物的大秘密教給成千上萬的人，沒搞頭了！

六、很多病都來自營養上的失策

我的醫生朋友裘爾・富爾曼估計如果大家都吃對了，那麼這個社會醫生的需求量要減少 90%。我們現在活在這個世紀，大多數的美國人覺得病來侵襲自認倒楣，基因不好或是其他無法控制的因素。當重病來臨時，我們衝去找醫生希望她或他開幾個藥丸就可以搞定！一般人完全不曉得大多數的病包括癌症、心臟病、中風和糖尿病都因營養不調，是可以避免的。

七、何謂營養不調？

絕大多數的美國人吃所謂美國標準飲食有大量的肉食及加工過的食品，每天三餐，每年三百六十五天。人是會喜歡高單位卡路里的食物如肉類、油和奶酪等。這些食物在 60 或 70 年前還不是那麼容易取得而且昂貴，一直等到一些聰明的商業人士開始有效地量產並配送到各地才普及起來。當每個人每天都吃得起這類食品時，麻煩就來了，整個人口開始經歷以前只有富裕人家才會有的病症。

八、富貴病

早前，只有皇室和富豪才吃得起這些高脂高蛋白的食物。所以結果如何，他們個個腦滿腸肥，有了肥胖症、心臟病、第二型糖尿病、癌症、骨質疏鬆和其他所謂的富貴病。相反的在那些以全株植物為主食的地區卻沒有類似的病症，一直等到他們也吃得起這類的食物。這 SAD 的吃法由美傳到日本、中國、印度及其他國家，這下可好，美國的流行病在這些國家也開始興旺起來了。

九、SAD 飲食有多健康？

一般人的想法是 SAD 飲食我們已經吃得這麼久了，只要大家稍微注意吃些什麼，這應該是超級飲食。事實上 SAD 飲食的營養不均衡是造成過胖、癌症、心臟病、糖尿病和中風等病症的主因呢！

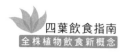
十、這是怎麼發生的呢？

為什麼以前你沒聽說過呢？因為不知道此等食物不健康，而且又好吃，所以人們就開始吃了。經年下來，食品製造商愈做愈好，又賣得便宜，醫生也學好如何去治這些食物引起的病症，而藥廠又不斷推陳出新造出新藥來減緩病的症狀。而大眾傳播又聽不到對贊助商不利的宣傳，廣告公司漸漸說服消費者這些不健康的產品對他們有好處，而政府方面又要維持經濟成長好讓那些政客可以再當選也閉口不語。

這所有的環節都串聯在一塊兒造就了我們是全球的高病國家，即使我們在健康照料上是全世界最高的也無濟於事，這也無法歸罪與誰，大多數在這系統裏工作的還以為他們在做好事呢！他們也是照章行事養家糊口罷了。

十一、如何走出這個困境呢？

答案是學通營養學的真諦。大多數的營養學家、營養師、醫生和護士只知道執行他們被教導的，不幸的是他們沒有被教到如何吃食物來保健康。所幸的是這些資訊都有，只要你有心去學，營養至上的醫治能力已早被認知，只是大家卻置之不顧，原因如以上第 10 點所提。

如果你想了解真相，請讀克林‧坎貝爾博士，考得威爾‧艾索

斯丁，約翰・麥克道格爾，狄恩・歐尼斯，尼爾・巴納德和吉爾・福爾曼的書籍，別讀這些就停哦！請繼續閱讀直到營養的知識已經根深蒂固地和你生命結合在一起。以下幾段是一些有關食物的議題。

十二、人類的最佳飲食

人是草食性的，就人體的設計而言，手、牙齒、腸系等全身的器官都適合吃植物。當然，我們的先祖大概什麼都吃，但這不表明他們吃的都適合他們，其他的單食性動物如大猩猩、大象、馬和長頸鹿都長得壯大而不需要動物蛋白，動物蛋白是美國人認為非有不可才能健康。

除了維生素、礦物質和植物素，植物為本的食物還提供膳食纖維，這是我們身體需要的。建議纖維的每日攝取量為 25 克，可是平均美國人連 10 克都不到。一個最佳飲食可以提供每人每天 50-80 克纖維素。當你的纖維素足夠時，上大號就不必帶書進去看了。

十三、既然是食草動物，人類就應該吃全株植物食物了

研究告訴我們最健康的植物食物是純天然未經加工的蔬菜、五穀、豆類、乾果及種仁等。猩猩在野外覓食全都是生的。反過來說，我們

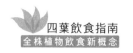
美國人只有 7% 的卡路里是由全株植物而來,其餘 93% 的卡路里來自肉、奶酪、薯片、甜食、汽水、炸薯條、油及其他深加工的食品,其每卡路里單位的營養成分不高。大多數美國人吃得過多卻營養不足,因為 SAD 飲食缺纖維素、維生素、礦物質及植物素。

十四、為何傳統的減肥飲食不生效

研究減肥飲食 97% 失敗,只有 3% 的人成功且能保持,怎麼回事?減肥餐是無法持續的!它們缺乏重要營養素,搞得你成天更想找食物吃。解決的辦法就是找到一種永久的、可以持久又有充分營養的飲食方式,這樣才能達到理想體重和最佳健康。只有當你學會選擇,烹調和吃正確的食物的時候,你的身體自然就起了照護自己的功能。你也不必麻煩去計算卡路里,分量控制甚或減餐減兩,你看看,大自然孕育之母為我們設想得多麼周到。

十五、我們的飲食應包含多少百分比的全株植物 食物呢?

在大自然裏,當然 100% 最為理想。但在當今世下,100% 可能有點兒不切合實際,像福爾曼這等專家把最恰當的飲食定為 80% 的卡路里由全株植物,不加工的為主體。當然由原來的 7% 提升到 40% 已經很不錯,但專家都認同,為了打包票防治各種疾病,並得到充沛的活

力，80% 以上是最好的了，並且這也保證讓你得到每日 25 克的膳食纖維，膳食纖維讓你的身體更能發揮功效。

十六、為何我該移轉到以植物為本的飲食？

對我而言，最重要的就是健康，這種吃法可以讓你遠離富貴病，讓你精力充沛而且可能讓你可以自己照顧自己直到老年而不用去蹲安養院。一路走來生病少，身材纖瘦而不必節制飲食，感覺精力充沛，容光煥發，睡得香甜，有滿意的性生活，沒有體味，食物的花費少，頭腦清楚，不會老年癡呆，沒有便秘，月事痙攣減少，視力好，血壓低，減少或根絕氣喘、過敏和口臭，降低壞膽固醇，不服成藥等等。這只是幾個健康的好處而已，還有其他優點，請繼續讀下去。

十七、每個人都可以宣稱他是環保人士

無人不知無人不曉，大家都知道要環境保護，可是這問題也和營養的問題一樣，我們從未被告訴過什麼是造成環境問題的真正原因。以全球暖化為例，我敢打賭一般美國人會把汽車的排氣列為罪魁禍首，正如阿蘭‧戈爾在 2006 主演的一部難以忽視的真相的電影中所表現的。你會不會很驚訝地發現飼養做為餐食的牲畜飼養引起的全球暖化比全球的交通排氣的總和還要高出 30%。這些數據在聯合國 2006 年 11 月的報告裏，但是大眾媒體似乎選擇掩蓋這個事實而不作報導。為什

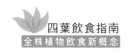

麼不呢？我在第 10 點裏提過啦！問題是隨著人口增加大家都要食肉，只要大家改吃以植物為主的食物問題就可以解決，不像交通那樣解決的具體方案尚未擬具。這個如此明顯的解決方案卻不見報導，其主因不外乎環保人士並不知道去掉肉食就能吃得營養健康。

十八、全球暖化不是唯一的環境問題

我們也意識到很多其他的。所以現在大家開始買油電車也開始回收塑料袋，限水限電，但卻沒有人會想到他們所消耗的動物食品。也許我們如果知道其他環境問題是由動物食品而來，像水汙染、表土流失、水資源匱乏、史無前例的生物絕種，雨林的破壞及土地流失散解，情況可能就不一樣了。所以重點還是先由教育著手，每個人都應該知道究竟是怎麼回事，地球到時無法剩太多的留給我們的子孫了。

十九、世界饑荒

你有沒有想過我們將要如何餵養暴增的人口？我給你們一些背景以供參考，以前人類經過 99,900 年才由 10,000 人增加到 20 億人，而在過去 100 年間（約 1/10,000 的時間），我們增加了 50 億人，現在我們有 70 億人了，我們該做些什麼來餵養這些人口，我們做得並不好，想想每晚有 10 億人口沒吃飽就上床睡去了！

把我們搞到現在這個地步的原因是我們的供食系統是完全不實際有效的。我指的是我們典型的西方飲食或是我們所謂的 SAD 飲食，這種飲食方式傳遍世界。如果繼續這種飲食方式，要兩個足球場那麼大的面積才足以供養一個人。如果同樣的面積只供應植物為本的食物可以養幾個人你知道嗎？你相信嗎？14 個人！不但每個人吃得更健康，並且我們可以供養十倍以上的人口！同時對我們所住的星球脆弱的環境能貢獻正面的好處。

二十、非常令人信服的，不是嗎？

讓我把這說白了吧！如果只吃營養豐富的全植飲食，我們還可以防止或治愈心臟病、癌症和第二型糖尿病。我們一生可以精力充沛活得精彩，我們可以挽救環境變劣，我們可以把世紀以來的世界饑荒的問題解決。但是老天爺啊！為什麼這麼少人接受這種飲食方式呢？是不是它們不好吃？貴？還是要花工夫準備太麻煩？！

二十一、大多數規則

大多數的人一定相信典型的西方飲食是很聰明的吃法，因為超過 90% 的人在發達國家都是這樣吃的。但是如果你聽得進我所說的，西方典型食物是不健康的、無效率的，具破壞性的並且是無法永續的飲食方式。即使如此，這種吃法還是人氣旺，繼續成長。只有 1% 的人口

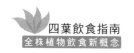

是吃最佳飲食，飲食組合有超過 80% 的卡路里由全株植物飲食而來，淺或不加工的，為什麼呢？請見第 10 點。

是有很多難阻，但是切實的教育可以把難阻去除。目前我們的營養訊息是由電視、書報雜誌、網頁、我們的醫生、朋友和親戚等得來的。結果只有非常小的一部分人吃最適當的食物，並且這些人被認為是任性的，有些人甚至認為我們這一小撮人腦殼壞了，不吃動物蛋白早晚會生病或死亡的。

二十二、素食主義者名聲不佳

老實說，當你聽到吃素的人，你的想法如何？你大概想不到一些金牌得主如卡爾 · 路易士，愛德文 · 毛利斯或大衛 · 史考特他們都是吃素的。我不把自己歸在素食主義者之內，因為標示素食者或全素者只是給人一個線索他們不吃的東西，但並不勾劃出他們實際吃些什麼，該吃什麼卻是最重要的。

雖然我攝取的卡路里絕大多數由全株植物而來，但偶爾我也吃些魚、乳酪或蛋白尤其是拜訪他人外食之時。所以我不算素食者，我究竟算啥？我只是一個學懂了人類營養學的真諦而嘗試著把對身體最好的食物供應給自己。事實上我吃 SAD 飲食近 60 年，我再不想要攝取

那些不能保護身體卻反而可能會對我身體造成傷害的食物，我必須想一下 58 年當中我可能對身體造成的損害。

二十三、心臟病如何開始的？

心臟病和其他一切常發作的西方流行病是由吃動物為基礎的食物為主食而卻少吃蔬果那天開始的。我被教育得相信我們得這些疾病是由於自然老化的過程，其實不然，這是由長期攝取有害的典型西方食物導致的。韓戰後美軍屍體解剖後發現，幾乎超過 80% 這些二十來歲年輕人都有顯著的冠狀動脈病的跡象，只是尚未被診斷出來。所以愈早開始健康飲食對身體愈好，研究顯示孩童時代的飲食是決定老年期病症的因素，最近許多的研究中心報導優質食物是可以逆轉心臟病的。

二十四、無法想像生命中沒有芝士漢堡嗎？

我提到過接受這種健康飲食的攔阻是以前提到過的，有些人認為就是如何能把他們最喜愛的食物放棄呢？！甚至有些人寧願年輕早逝而不願放棄他們愛好的培根和蛋、漢堡、牛排、龍蝦、乳酪和披薩餅等等。事實上有些人們對此等食物成癮，很難戒除它們。在我看來，這些癮頭比戒煙毒、海洛英、尼古丁或咖啡因可要容易多了，它們只是壞習慣，這可以用好習慣來取代的。

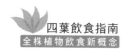

二十五、吃的喜悅

認真的說，食物是每人生命中重要的一環。吃可以在教會裏的聚餐、酒和乳酪的接待會、宴會、商業午餐，當我們喝酒、抽煙、看電視、看球賽、畢業典禮、婚禮，看電影，寢前宵夜小食等等都離不開吃。我們都喜愛它，而且久已成習，我們的飲食並不健康，大半生如此，如何改變飲食習慣呢？！

我們必須被再教育讓我們能下決定來改成健康的飲食。當你真的如此做的時候，猜猜什麼事情發生了，你會發現，不但是你自己，還有成千上百的人在你之前，發現吃的樂趣有增無減！你的口味可以改變，你能體會到更多天然的香味。更令人高興的是，你選擇的飲食不至於破壞環境，更重要的是你從來不必擔心你會吃太多，想吃多少就吃多少，再沒有動物為了你的餐桌而犧牲性命！

二十六、那麼牲畜怎麼了呢？

年少時我在父親的奶牛場、豬場及雞場工作，久而久之我和那些動物覺得非常親近。我也去看過幾處屠宰場，至今難以忘卻，仍然記憶清晰。我真的相信如果我們每人每年被強迫去屠宰場工作一天，動物食物的消費會自然減少。保羅 ‧ 麥肯尼曾說而且我同意，「如果屠宰場是玻璃屋看得透，我們大家都是素食者。」幾乎所有的人都聲稱

他們愛動物，可是他們卻毫不關心地吃億萬動物的肉而毫不去想，為了供食，這些動物要受到這種野蠻的對待受到虐待至死！我們買包裝好的肉標示著沙朗牛排、豬肉香腸、小牛排，也帶我們小孩去麥當勞吃快樂餐。我在猜如果在六歲上小學時必須去屠宰場參觀一次，到底有多少小朋友會變成素食者？

二十七、實在不是易事，但是件大事，值！

以小搏大，絕大多數人都享受 SAD 飲食，你要挑動他們改變實在不是易事，但是並不是說我們要停止嘗試。如果你聽懂了，聽對了，並且肯定你是對的，就應提倡這種健康飲食。為自己，為飢餓的兒童，為環保，為小動物，為了我們承先啟後要活在這地球上的子子孫孫啊。

二十八、投四個月的時間下去試試

並不是那麼難去改變的。我建議你接受四葉四個月的挑戰，把你的食廚裏不健康的食品清除，把你飲食中的肉和奶製品刪除，開始吃高營養有效力的植物食物，看看你在四個月之後的感覺如何？

在過程中有排毒效應，你可能感覺有點兒不愉快，但是很快就過去。堅持一下，你就會大有可能地不再回到你的老飲食方式。為什麼我說四個月呢？也許頭幾個星期就已經感覺到該飲食的好處，但是堅

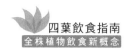
持一下，這種飲食方式就會成為你永久的習慣了。

二十九、給我 **30** 分鐘，我還你 **30** 年

你看看，一般人到了 50 及 60 多歲，健康情形每況愈下。但是只要營養適當，運動加上開心及純良的動機，沒有理由你不能享受整生的充沛活力一直到 80 以上，甚或到一百零五或更久。

三十、誰想活到一百零五多呀？

我的答案很簡單，如果到一百零四歲你還有活躍的性生活？你們會原諒我這老者的幽默感吧？！所以，親愛的，我祈禱你可以由這訊息學到你該學的，享受你的人生，讓我們的星球比以前更好。

當你把這所有的環節都聯接起來，你就會採取行動讓自己健康，也為這承載我們的星球的健康盡一份力。

真誠的吉姆

吉姆 ・ 毛利士 ・ 黑格士

四葉全球公司 ・ 首席執行官

作者 ・ 演說家及積極分子

四葉調卷
（標準表格，填入答案於下頁）

1. 新鮮水果：平均說來你每天吃幾份整粒新鮮水果？（果汁不算）

2. 全株蔬果：平均起來，你每天吃幾份全株蔬菜？

3. 全穀、麥及馬鈴薯：平均每天吃幾份？

4. 美加 -3（Omega-3s）：你每日從全株植物，像亞麻籽、核桃和奇亞籽等得到所需的不可或缺脂肪酸嗎？

5. 奶製品：每周你有幾天吃奶製品如乳酪、酸奶及冰淇淋？

6. 蛋：每周幾日你吃蛋或用蛋為食材？

7. 牛奶或奶油：每周有幾日你喝或是把它們加入你的麥片或咖啡裏？

8. 加糖：你很慎重的減少用糖嗎？還有購買食物時買高糖的嗎？

9. 白麵粉，麵包，麵條，糕餅這類東西你吃得多嗎？

10. 甜食和鹹食：你這兩樣零食吃得多，中還是少，甚至不吃？

11. 肉、禽和魚：每周 21 餐，有幾餐有上述三樣食材？

12. 植物油：每周多少餐你用橄欖油，油菜子油，黃豆油或椰子油？（因為它們不含全株植物定義）

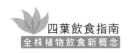
標準問卷解說

誠實地回答並選擇，這選擇必須反應出你飲食的習慣，然後把正分及負分加起來，再看下一頁你的成績解釋。（一份的定義是 1/4 盤）

問題（答案在上，得分在下）

正分	由	1	至	4
1. 新鮮水果	無	1-2	3-5	6+
份 / 天	0	+6	+12	+14
2. 全株蔬菜	無	1-2	3-5	6+
份 / 天	0	+6	+12	+14
3. 穀 / 豆	無	1-2	3-5	6+
份 / 天	0	+6	+12	+14
4. 奧美加 -3	無	可能	不確定	是
足夠？	0	0	0	+2
負分	**由**	**5**	**至**	**12**
5. 奶製品	從未	1-2	3-5	6-7
天 / 周	0	-3	-5	-7
6. 蛋	零	1-2	3-5	6-7
天 / 周	0	-2	-4	-6
7. 奶 / 奶油	無	1-2	3-5	6-7
天 / 周	0	-1	-3	-5
8. 加糖產品	肯定	少許	不常	無
慎重減少？	0	-1	-2	-3
9. 白麵	零	輕微	中度	重度
消費程度	0	-1	-3	-5
10. 零食				
多少	0	-1	-3	-5
11. 肉 / 禽 / 魚	0-1	2-5	6-1	12+
餐 / 周	0	-3	-6	-10
12. 植物油	0-1	2-5	6-1	12+
餐 / 周	0	-1	-2	-3

問卷計分方式

計算你四葉問卷成績的方式是把所有負分從正分內減去，用負分的絕對值。

六級	範圍
四葉	30~44
三葉	20~29
二葉	10~19
一葉	0~9
比一般好	-1~20
不健康飲食	-21~44

被我搞混了？示例如下：

12	正分
-27	負分
= -15	得分

加減之後，你得到一個 -15 分，在四葉定義的解釋是比一般的好。

現在計算你自己的分數吧！

_____ 正分

_____ 負分

_____ 得分

欲知詳情，請找「工具箱」這欄，網站是 www.4leafprogram.com

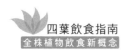

附 錄 B

四葉問卷日報表

1. 新鮮水果：今天吃幾份全株新鮮水果（果汁不算，非水果）

2. 全蔬：今天吃幾份全株蔬菜？（蔬果汁也算）

3. 全穀，豆或土豆：今天吃幾份這三樣食物？

4. 奧美加 -3（Omeg-3），今天你由亞麻籽，核桃及奇亞籽等得到你所需的量了嗎？

5. 乳製品：今天幾餐飯你吃了含奶製品（非飲品），像乳酪，酸奶及冰淇淋的食物？

6. 蛋：今天幾餐吃了含蛋的食物？

7. 牛奶或奶油：今天你吃了或喝了這兩樣或是加到其他食物，麥片或咖啡裏？

8. 加糖：你真正決定在家不用糖，也不買加糖的產品嗎？

9. 白麵，麵包，麵條，糕點，餅乾等：你認為你這些食品消費量是高，中或低？

10. 甜食或鹹點：這些食物你吃多還是吃少呢？

11. 肉，禽和魚：多少餐你是有用這些食材呢？

12. 植物油：有多少餐你加了植物油？包括沙拉醬哦！

13. 指示：誠實選擇你的成績，回答以下 12 題，把你的正分負分加起來（一份的算法是 1/4 碟）

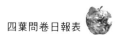

問卷題目（答案在上，分數在下）

正分	由	1	至	4
1. 新鮮水果	沒	1-2	3-5	6+
今天的份數	0	+6	+12	+14
2. 全株蔬菜	沒	1-2	3-5	6+
今天的份數	0	+6	+12	+14
3. 谷 / 豆	沒	可能 1-2	3-5	6+
今天的份數	0	+6	+12	+14
4. 奧美加 -3	沒	可能	不肯定	是
足夠？	0	0	0	+2
負分	由	5	至	12
5. 奶製品	從不	1	2	3
幾餐有用	0	-3	-5	-7
6. 蛋	零	1	2	3
幾餐有用	0	-2	-4	-6
7. 奶 / 奶油	沒	1	2	3+
今天幾次？	0	-1	-3	-5
8. 加糖產品	肯定	馬虎	不常	沒
慎量減少？	0	-1	-2	-3
9. 白麵	零	少	中	高
消費程度	0	-1	-3	-5
10. 零食	極少	少	中	高
消費程度	0	-1	-3	-5
11. 肉 / 禽 / 魚	0-1	1	2	3
幾餐有用	0	-3	-6	-10
12. 植物油	0-1	1	2	3
幾餐有用	0	-1	-2	-3

參照上一附錄的計分程序

可在 www.4leafprogram.com 「工具箱」一欄找到問卷表格

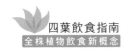
附 錄 C
進入四葉系列（第一周：計畫）

凱麗 · 格拉夫醫生

第一周 - 計畫，這周你要做：

一 . 首先計畫這周要吃什麼，購買及分批準備。

二 . 決定平常早餐每日要吃什麼。

三 . 決定什麼是可以經常擺在手邊而又合乎四葉規則的零食。

四 . 把廚房裏不合格的食物分贈諸親友。

　　吃四葉飲食有很大的好處，但是得做一些事前的計畫及設計。自己準備食物並不困難，所以我們把重點放在你自己可以準備的餐食。至於社交及出差的情況，請查第 15 章外食一節。

做你的計畫

　　根據你自己的生活及工作計畫，你要好好的來做一些採購項目及烹調的準備。比方我來說，周日較忙，我大多是周六採購，而星期日做一些分批煮食及準備的工作。

　　所以生活時刻表和我類似的人，這個計畫對他很可能適用。如果你的時刻表不同而周末又經常外出的話，你就要另行設計以應自己的需要了。如果你沒有可行的計畫，邊煮邊吃或臨時抱佛腳，你就很難執行四葉計畫。所以計畫的重要性在此再次強調！

用心計畫一下，描繪出一個可行的計畫。如果行不通，修改修改直到可行為止去配合你的生活工作時間表。

決定每個星期你要：

- 計畫整個星期吃什麼
- 採購細目
- 煮食計畫

最常聽我病人的說話就是：「我太忙了，別說煮了，連計畫的時間都沒有。」

我才不信呢！

說真的，沒有比健康更重要的了！你和你家人的健康比吃還更重要嗎？所以把飲食計畫及準備飲食放在你首要工作上，僅次於呼吸。

我全時工作，花半時照顧我的小孩，我是教會委員會的主委，我同時也在寫這本書，我仍然得抽出時間來計畫採購及烹煮四葉飲食（我還每晚睡八小時並時常運動呢！），我的生活節奏是快到頂了，但是我可以做，你可以的。

我猜你不必辭工去告訴你兒子不能玩冰棍球，除非全家都接受四葉飲食。你花多少時間看電視，還有瀏覽網頁？如果實在只能二選一，在你兒子的冰棍球或是健康飲食之間，就選冰棍球吧！

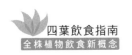

　　一旦當你開始正規地採用四葉飲食時，你會發現你的精力增加了。多餘的精力就可以用在四葉生活方式啦！

　　重要溫馨提示：在你開始第二星期之前，把你的垃圾零食，像薯片，糖果及冰淇淋都處理掉，這很重要喔！我不是開玩笑的（參見第 14 章 52 頁，違禁品一節）。還有一則小提示做你計畫期的參考。秤一下「事前」的體重，存些買新衣的錢。四葉飲食之後的幾個星期，你會喜歡你身材及成就感。

進入四葉系列
（第二周：早餐及零食）

凱麗・格拉夫醫生

第二星期策略　這星期你要進行下列事項：

一．開始執行你的每周計畫，開始去採購四葉早餐及零食。

二．開始吃四葉早餐，每天喔！

三．開始只吃健康零食。

四．記錄你每日的進度，用四葉問卷提供的表格。

五．再次清除所有不健康的早餐材料。

六．開始設想下星期四葉中餐要吃什麼。

七．開始貯存主食，像燕麥，堅果，碾碎的乾小麥及糙米等一類的五穀，還有藜麥等。

　　早餐。節省了早餐後會把你上午的動能減弱，並且也沒把一天的胃口培養出來。決不可以跳過早餐，對大多數人來說，早餐是固定也比較少有變化的。

　　重要的是 80% 的食材都得合乎四葉飲食標準。因為如果連早餐都不遵行，你達到四葉飲食的標準就很難了。早餐的重點除了合乎四葉標準之外就是要有足夠的卡路里撐到中午而不覺餓。（不然，你就加些早上健康零食）有無數的選擇，我這兒舉幾個例子僅供參考：

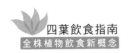

海員每朝燕麥（這是吉姆・黑格士每早必吃的啦！）

1. 什麼燕麥牌子都無所謂（但是要傳統的，不是即食的），有兩種選擇，壓扁的或是鋼刀切的。
2. 把燕麥放在碗裏加上些葡萄乾，加幾盎司冷水再加上無糖的豆奶或其他非牛奶的飲料。你如果沒試過冷食燕麥，你應該試試，試了之後你就不吃熱的了。
3. 浸潤期間，切些你喜愛的混合水果放在上面。
4. 如果你在午飯之前覺得餓，那就在早餐時多加些燕麥吧！應該沒問題的。
5. 這個早餐的準備工作由開始到完成只要五分鐘，白天晚上都可以吃，經常我晚歸由外回家，這就是我的宵夜了。

鋼切燕麥及水果（這是凱麗・格拉夫每早必吃的）

1. 放半杯鋼切燕麥（二分左右）在爐上的小鍋裏，加兩杯水，以中火加熱。
2. 煮的時候，切半個葡萄柚來吃，如果實在好吃，把另一半也吃了吧！
3. 放狗，把昨晚未洗的碗碟洗乾淨了，把燕麥攪一攪。
4. 切一根香蕉丟在一個大碗裏，把煮好的燕麥倒在上面。
5. 加些藍莓在上面（我用冷凍的），用它可以幫我把熱燙的燕麥調涼馬上就可以吃了。
6. 加些核桃仁，肉桂粉及杏仁奶在上面。
7. 吃到飽為止，我通常都整碗吃完。

好了，有點不好意思我早餐吃得不少。如果我不吃這許多，不到中飯我就餓了。儘管吃這許多，我仍然掉了 25 磅，我現在體重維持在一個非常健康的重量上。

你討厭燕麥，怎麼辦？我第一個回答是適應它吧！因為燕麥對你非常好！它像是吸膽固醇的海綿，當然它作用的方式不像海綿吸水那樣。我第二個回答是如果你用鋼切的燕麥，它們比較硬而且有些核果的味道，通常人們不喜歡口感比不喜歡味道多，所以並不是那麼難吃，除非你的胃受不了！

全麥麥片是另外一個很好的選擇，當然它有經過某種程序的加工，確信沒有加糖才是好的選擇。加水果，另外加非牛奶植物為本的奶為要。

水果或是蔬菜冰沙。這個品目的選擇就多了，兩分鐘就可以搞定。

1. 放一條熟的剝皮香蕉在果汁機裏。
2. 加一些冷凍草莓或是藍莓。
3. 加些楓糖漿（隨意，除非你是我女兒……）
4. 加些許果汁或杏仁奶當潤滑劑使果汁機能把每樣材料拌在一起。

土豆和蔬菜炒一碟。這菜麻煩些，但是這是我星期六的早餐，我附近一家飯店我帶朋友去出會幫我做這個早餐，真是太棒了！

如果你有剩下的土豆，用它們，否則：

1. 洗淨土豆然後切片成半寸大小，放在碗裏，微波用高熱加溫三分鐘。

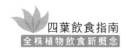

2. 同時，把蔬菜切切，有什麼用什麼：洋蔥片，蘆筍，西蘭花，番茄（新鮮或曬乾的都可），菠菜，青椒（哪種都行，我偏愛黃椒），還有洋菇。

3. 拿個炒鍋放中溫，鍋熱了先加洋蔥（如果有此食材），免油！當洋蔥炒香後就可以把剩下的蔬菜加入。最先加土豆，微波爐出來後應該是軟了。

4. 然後加那些要煮久些的如西蘭花和蘆筍，然後就是易煮的青椒和菠菜了。

5. 加些黑橄欖，如果你喜歡的話。當然，再灑些黑胡椒。

6. 上桌時如果喜歡再加些辣椒油，如果這個建議不討喜，請參考第 13 章有食譜源。

早上喝果汁當早餐呢？我不是說過了嗎？不管是鮮榨或是包裝好的，蔬果汁都不算是全株植物，照四葉問卷標準是算不上一份的。因為纖維少了，纖維幫助你身體運作順暢。此外，無形中，糖在比例上加增了。所以果汁菜汁我不推薦你每天喝。

如果你早上不覺餓怎麼辦？吃些水果吧！或是隨身帶著，中午之前餓了隨手可取吃。否則，肚子餓了圈圈餅會向你招手哦！

零食。當你適應到每餐吃多少可以撐到下一餐時，最好手頭準備些健康零食，以備不時之需。事實上，你要比以前吃得多才可以撐得久。此外，有些人就是沒有辦法一次吃那麼多以撐到下一餐或五六個小時，還是要準備些零食為上策。這些朋友們就得經常準備零食在手。零食就是隨手即來，馬上可以入口又合乎四葉標準的。所以肯定不是餅乾或是薯片哦！我舉幾個例子供大家參考：

- 香蕉，蘋果，葡萄或是柑橘
- 芹菜梗可以加些花生醬在上面。
- 切些蔬菜像菜花或胡蘿蔔及無油鷹嘴豆泥。
- 無奶油爆米花

堅果如何？我們不推薦把它們當零食。為什麼？因為它們平均有 70% 的油，如果你餓了，你會吃進很多很多卡路里。用其他填充式的零食，把堅果留在其他的機會或場合吧！像撒在你的燕麥或沙拉醬上。

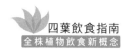

進入四葉系列（第三星期：午餐）

凱麗 · 格拉夫醫生

第三星期 - 計畫，這星期你要：

一 . 繼續你的餐飲計畫。（採購時要買早餐，零食及中餐的食材）

二 . 繼續每天吃四葉早餐

三 . 煮幾批中餐

四 . 開始每天吃些四葉中餐

五 . 繼續吃健康零食

六 . 繼續記錄你的進度填寫四葉問卷日記

七 . 設想下星期四葉晚餐的選擇

八 . 繼續充斥你的食櫥各種基本主食

九 . 採購一些廚用工具，像慢鍋和攪拌器等來幫助餐食的準備及烹煮

　　午餐。對我來說，午餐是經常的餐食，所以每天的變化不大。有些人不認同，喜歡多樣化，不像早餐一樣。那麼你就得多去選擇合乎四葉標準的食譜啦！不管是在家或在辦公室吃中餐，你自己準備的四葉飲食總是比較容易。

　　我非常建議你學習批煮分食，這樣比較省時省力。因為這樣你說是有合乎四葉標準的食物隨時可以加熱了來吃，尤其有時你真的是不想煮或根本沒有時間。即使這樣吉姆和我對批量煮食的定義還是个甚相同。

　　吉姆 · 黑格士的批量煮食法：吉姆單身也只有有限的煮食經驗，如果他

能煮你就沒有理由不能。他最經常煮的就是水手餐。他用些五穀加些豆子，他每兩星期才煮一次。然後他把它們包裝每十份一組，放八份在凍櫃，其餘兩份冷藏，用完了再由凍櫃裏抽調下來。所以隨熱隨吃，非常方便。

其他的是綠葉蔬菜，他在微波加熱米飯和豆時一起加入，最後他熱完了再添些新鮮的蔬菜或水果。看來非常單調無趣，他卻不認同，而是每餐都很期待。當然隨著季節的變換，搭配就變得多姿多彩了。當然，他的方法一定要有微波爐，對他可行，對你可不一定。

他的水手餐可以在他的網頁上找到細節：wleafprogram.com

凱麗‧格拉夫的批量煮法：我全時工作，又帶小孩，我的生活比較緊湊；但是我真的很喜歡煮食。而且有興趣試新的配方，所以每周末我做一大鍋湯還有以豆和五穀為主的沙拉，足夠很多份中餐。我如果中午不回家放狗尿尿，我就帶到辦公室去吃。以下是我常用的食材做的午餐：

黑豆玉米沙拉

- 1/3 杯新鮮鮮檸檬汁
- 一瓣蒜頭
- 一茶匙鹽
- 1/2 茶匙紅椒乾
- 兩條 15 盎司的黑豆
- 1.5 杯冷凍玉米粒解凍
- 一個酪梨切片
- 一個紅椒，切碎

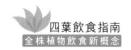
- 一杯櫻桃番茄切丁
- 六根青蔥細切
- 1/4 杯或更多香菜

　　把青檸檬汁，蒜，鹽和紅乾椒混在小盅裏；把所有原料混在一個大碗裏，把青檸醬倒灑在上面，翻攪均勻，就這麼淨吃或再加些生菜什麼的。

塔保利沙拉

- 一杯乾保加爾
- 一個檸檬
- 一塊蒜，磨碎
- 一茶匙乾薄荷
- 3/4 茶匙鹽巴
- 四根青蔥，細切
- 1/2 杯櫻桃番茄，四分切
- 一根脆黃瓜，去子切片
- 一罐（15 盎司）鷹嘴豆瀝乾水
- 多多切碎西香葉，最少一把

　　燒熱一杯熱水泡在保加爾裏，起碼 20 分鐘，同時榨檸檬汁和蒜，薄荷及鹽混勻，切碎所有蔬菜，把保加爾的水倒掉，加入檸檬汁混好。加菜，混好，放冷然後上桌。

快胃加豆

- 一根厄斯卡洛，洗淨，切碎
- 二瓣蒜頭，磨碎
- 一片洋蔥，切碎
- 六杯蔬菜汁
- 一條（15 盎司）卡勒利尼豆
- 半茶匙紅椒片
- 鹽調味適口

大鍋中火，加洋蔥葉末乾炒到焦黃或一分鐘多，加入蔬菜汁至洋蔥變棕色，加蒜繼續炒，加蔬菜汁免糊粘鍋。當洋蔥透剔時，加紅椒末，蔬菜汁，豆各，厄斯卡洛，煮約 15 分鐘，加鹽調味。

另外一個我喜歡的午餐選擇是全麥皮塔餅，包烤紅椒，鷹嘴豆泥，黃瓜片，番茄，黑橄欖和菠菜。我手頭也放了些合四葉標準的店頭湯。最喜歡的是艾米的有機蔬菜濃湯和黑豆湯。

如果你附近有偉格門超市的話，我真的希望你有，他裏面有三味湯是四葉水準，當然稍減！這些是摩洛哥扁豆鷹嘴泥湯，黑豆湯，蔬菜大麥湯。這些都吃完了，肚子還有空間的話，我會加一些切片的蘋果配上有機花生醬。

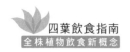
小提醒：

一大碗沙拉加水果都不算完全的一餐。為什麼不呢？因為卡路里含量不夠你撐到下一餐。中途餓了你會去找些不健康的零食來補充。我建議你一定要加澱粉在每一餐，澱粉可以來自五穀，豆類和土豆（不可以是炸薯條或薯片）。吃到你飽得很舒服，但是有健康零食做後盾。

再強調一句，你每天吃的都是合乎四葉原則了，如果你不能精通四葉標準，則用在飯菜準備上就不能達成目標啦！切記！

重要提示：

第三個星期後，你的食廚裏不健康的食材及零食應該都清除乾淨了。

附 錄 F
進入四葉系列（第四周：晚餐）

凱麗 · 格拉夫醫生

第四周計畫，這周要做：

一. 曳光彈計畫採購（早，中和晚餐都要買，還要加零食）

二. 批煮部分你的中餐和晚餐。

三. 繼續吃四葉中早餐。

四. 繼續吃四葉中餐。

五. 繼續吃四葉零食。

六. 開始吃四葉晚餐。

七. 繼續填寫四葉問卷日誌，用我們設計的表格。

八. 把整屋子能吃而不健康的東西丟光！

晚餐的變化比較多，意思是大多數人每周日晚上吃的東西都是不一樣的，但這並不意味著合乎四葉原則的晚餐比較不容易做，只是你要花更多時間去策劃。除非你像吉姆一樣，他很幸運的晚上餐餐都是外食。

請參考第 15 章他描述如何外食點餐的方式。平常在家，他只是千篇一律的水手餐，像我此等「正常人」無法和他一樣，我們吃不起每晚上餐館，所以就得稍為做一個比較周詳的計畫啦！

因為每餐有變化，你得多花些時間做周詳的計畫和準備。

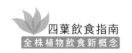

你倒不必周詳到每天吃啥（如果你是那麼仔細但也無妨）。你要做的就是一周主餐要吃什麼，有食材在手什麼時候騰出時間去做準備及烹調就是了。

像我的情況，我大多數是周末煮食，除了多餐的湯及五穀糙米及豆類為主的沙拉之外，我趁周六及周日多煮些，剩餘的就可以留到周中了。肯定的，我星期二和星期四晚上是沒有時間煮飯的。這兩天一定是加熱了就食的晚餐。

至於星期一和星期三，我回家早有時間煮。我照食譜做，但是程序必須是簡單快捷的。星期五吃剩飯剩菜或是外食。外食通常是我兒子最愛的日本餐館只點素菜式的照燒（teriyaki），皆大歡喜！

所以，知道你的時刻表來計畫應該能順利完成的。

以下是我上星期的晚餐菜單：

星期六 和小孩一起外食。我點番茄湯起始，加了蔬菜。我把牛排省去了（見 15 章的例子，虎蝦，把蝦省去）。

星期日黑豆和甜薯安琪拉達斯。這道墨西哥菜比較費時，前後花費 90 分鐘，但是這道菜夠我兩天食用，所以每餐僅費半個鐘頭，哈哈！今天，我有朋友來共餐，把她送回家之後，剩下的只夠一頓了。

星期一 泰式椰香濃湯，從準備到餐畢，35 分鐘

星期二 剩下的安琪拉達斯墨西哥餐

星期三 炒青菜配糙米飯

星期四 剩下的泰式濃湯

星期五 剩下的他保利（午餐剩的）是全麥皮特餅加烤紅椒配鷹嘴泥，加上蘋果塗花生醬做飯後甜食。加一杯啤酒！

唉呀！選擇太多了，不一一列舉。如果要更多例子和點子，請參考第13章48頁，題目是：配方處處皆是

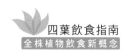

附 錄 G
運動到行事項適合我的

吉姆・毛利士・黑格士

當然，最理想的是你有時間有錢，並能參加一個健身俱樂部，讓教練陪你一起運動。不是每個人都供得起，以下是我的方式，僅供參考。

- 晨起到我住處的健身中心做有氧運動並加強體能訓練。這是我康乃狄格州斯坦福的住處。
- 天氣好，每天戶外 40 分鐘步行。（以前本是跑步，但是兒子聽我抱怨膝蓋不舒服就建議改為快步行走）
- 體能情況許可，滑雪，高爾夫球，帆船，腳踏車及走路我都不拒絕。（2010 年我弄傷我的手的筋腱就不再打網球了）
- 走去買菜或是去火車站搭車或是搭地鐵來去紐約市，都是走路到車站的。
- 停車時故意停遠點兒，來回停車場多走些路。

我建議多做一點探研，設計自己的運動方式及時間表。但聽一下格拉夫醫生的忠告：雖然大家可以由專家那兒得到些主意，但有自知之明的是這不是人人適應，尤其是你有醫療上的問題或是太久都沒有活動筋骨了，不宜急躁冒進。

本書註腳

　　本書無註腳，也許你已經注意到了，為了方便讀者，作者把重要出處都註明來源放書中。其他寫在書裏的全是作者本身的親身經歷了。

　　在另一本早期出版的《吃得健康，吃出健康世界》，吉姆是經過賽柏拉出版商的。吉姆提供了 306 個註腳，這是他花了 10,000 小時確讀整理出來的心血結晶。這本書把四葉指南的來龍去脈說明得更為清楚，有興趣可以去閱讀一下。

　　當吉姆在 2001 年寫此書時，為了讓這個全株植物飲食的觀念能夠深植人心，這最優的飲食應和素食有區別。因為素食有些消極及負面的影響，是出世而不是入世的。所以他在 2009 年創立了四葉飲食觀念。也因為如此，當凱麗．格拉夫醫生在網上找尋有關健康飲食訊息傳播給她的病人的資料時，吉姆的觀念受到她的青睞。

　　但是那時四葉材料還是有所欠缺，它欠缺了一個實際行動的指導原則來幫助病人了解全株植物飲食對人類健康及環境的重要性，並且教導他們如何由現今飲食型態轉移到健康飲食的方式。兩位作者為此深感興奮，因為他們終於將此書完成問世，並且此書現在就呈現在你眼前。

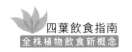

作者簡介

　　凱麗 · 格拉夫醫生基本教育是在康乃爾大學的生物系，在 1990
年以優異成績畢業。四年後又以優異成績由瓦茨堡大學醫學院畢業。
然後在瓦茨堡大學醫學院的沙狄賽醫院修習了三年的家庭醫師駐院醫
生的訓練。她搬到紐約凱南代瓜城受雇於湯姆生健康中心，在那兒工
做了九年，負責初級衛生保健，包括婦產科。

　　在 2006 年，她開始自己開業，這樣她工作的範圍及專業彈性較
大。當她觀賞完「叉子勝過刀子」這部紀錄片後，她自己在 2013 年也
接受了此全株植物為基礎的飲食。她自己身體的健康得到長足的改進。
她知道她自己行醫的方式會有根本的改變。

　　她又回到她母校康乃爾大學迅速完成了由湯姆士 · 克林 · 坎貝
爾中心所提供植物為本的營養課程。同時她開始融入四葉問卷的方式
來教育她的病人，讓她的病人接受這種健康的飲食方式。效果十分良
好，病人健康有很大進步。從此四葉方案是行醫治療不可或缺的一環。
目前她是四葉環球公司首席醫務官，幫忙設計教育病人的課目設計。

吉姆・毛利士・黑格士是《吃得健康，吃出健康的世界》這本書的作者。當他學得許多有關食物選擇的事實所敲響的警鐘，在 2003 年他決定設立一個比以前更好的方式來解釋健康吃法。以前的素食主義僅僅消極的讓你避免不該吃的，卻沒有積極指示你什麼是該吃的。所以在 2009 年他開始設計四葉觀念。在 2011 年他就與他兒子傑森合著了這種書出版。先前他是拉夫・勞倫名牌服裝前策略管理顧問，後來他成了公司資深執行高管，工作地點在紐約。吉姆總是由大處著眼的方式來處理事情。在 2002 年他對適當人類飲食的課題起了好奇心，從全球著眼看我們開始怎麼吃，他發現了許多讓人驚訝的問題，也提供了趕緊改善的機會。

　　除了工業工程學士之外（奧本大學）他也擁有夏威夷大學的商業管理碩士。他同時也拿到康乃爾大學空中大學全植營養的修習證書。這個證書課程是康乃爾大學和湯姆士・克林・坎貝爾營養研究中心合辦的。他在 2012 年成為這中心的董事會成員之一。他總結我們食物的選擇將決定人類文明的永續，他把此信仰做為他餘生的矢志，要利用所有的管道傳播到有人類的每一個角落。唯有選擇自然，全植為本的飲食才能提升健康，為地球的和諧永續帶來希望。這本書有大約 44,000 字，和他 2011 年來在網頁上發表的 900 多篇文章及超過一百萬字的以關於地球生存關健為題目的文字（hpjmh.com）相比起來，這四萬多字是微不足道了。

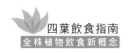
一位好友的特別結語

蘇珊 · 本尼加斯

植物計畫創始人，也是共創國際植物為本健康照護大會發起人（pbnhc.com），她同時也是美國生活方式醫藥學院的執行總監。

醫生的話僅次於神的聖旨

在 1995 年，我受邀到密蘇里基金的健康及肥胖高峰會議作主題講演。那時我和阿肯色州州長麥克 · 侯卡必先生同臺，他在開場白說道，他小學四年級的時候，老師叫他們帶宗教的象徵來和同學做展示和講述的分享。麥克有一位猶太同學，他帶來了一個金燈臺並解釋它的意義。另一位女同學是天主教徒帶了她的念珠給大家看。十歲大的麥克 · 侯卡必告訴班上同學他是屬南方浸信會的，他帶來的是一盤焗菜，這代表他的宗教和豐盛的食物做為崇拜及分享。

不用說，聽眾都笑得合不攏中嘴。州長有點語塞，不過他回復過來繼續解釋有關健康人統計數據都不是些好消息，並且注意到教會的崇拜者大多有過胖和慢性疾病，比一般不上教堂的比率為高。再往前走十年，我們的情況比 2005 年更糟！超過 80% 的健康照護花費都是由這種不好的生活方式所造成的。整本書所描述的食物的選擇是致病的主因。

在過去幾年來，我注意到慢性疾病的首要啟因和緊迫的全球永續問題的第一原因都是同出一源：我們西方工業化的飲食。我們選擇健康飲食防止疾病，這個選擇應該和維持地球永續、保護自然資源、繼續供養爆增人口的大方向一致的。

從一個猶太基督徒的觀點來看，這實在是太棒了。神為人類提供的食物是基於對人類的健康和地球最好的設計。所以在聖經創世紀第一章第 29 節裏有記載：「我給你們每一樣會結實的植物，在地球全地上，樹上都有果實和種子在內，它們是給你們做食物所需。」

我總是告訴吉姆，我希望他停止宣揚人是糟蹋地球的。但是說來他也不無道理。因為尤其是從上世紀開始，人類不斷地踩躪地球，粗暴地對待它。上天把地球交託給人類，還加上了上面所有的自然資源，我們人類不單是浪費這些資源也糟蹋自己的身體。

即使是教宗法蘭西斯也領頭高呼讓我們對地球的永續存亡有所覺醒，當然他沒有提到我們對食物選擇對地球永續的關聯性；我相信這是因為教宗並不知道他所不知道的，但我相信他早晚會知道的，只要吉姆・黑格士對這件事再加把力。

我和吉姆・黑格士在 2008 年初第一次打交道。最近我們兩個人

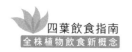
的注意力都集中到一個點上去了。吉姆認為我們所注意的是炫目閃耀的事實而許多人卻視而不見，為了這份理想，我兩人是密友，同時也是合作的夥伴，我們聯結在一起對這一本書所描述的主題有一樣的熱情和理想。

在 2013 年，由吉姆的介紹，我和史考特 · 司徒博士及湯姆 · 當楠博士三人合創了一個名叫「植物為本計畫」的活動。我們組織了一個國際的以植物為本營養健康大會。以醫護人員，主要是健康照護從業員為對象，每年召開年會，提供在職繼續教育學分。另外又成立了一個國際心腦營養的高峰會議，我們也提供了本書前面提到的一個網站叫 phantbaseddocs.com

以植物為本計畫的動力來自急需回答的一個問題：「我們如何能有效的達到，啟發並指引所有西方世界的人口和起飛的新經濟體做一個由西方為標準的飲食模式到以全株植物為本的生活方式的轉移？」而這種飲食最後合乎人體健康的需求，也有助於健康照護系統的永續和全球資源的保存。

醫生和健康照護專業人士持有這解答的鑰匙，因為他們是病人最信賴的資訊來源，也是客戶飲食推薦的可靠根據。除非醫生和健康照護的從業員真正了解並身體力行全株植物飲食的生活方式，然後向他

們的病人推薦，否則只是讓病人看看影視及讀讀書是難收獲成效的。然而目前我們醫學的教學系統幾乎完全沒有營養學的教育，而把注意力幾乎完全集中在相反的方向做診斷，治療，用藥為醫藥學子的課程。

現在我們得靠像植物計畫來帶頭做改革。就像孤島上發光的燈塔一樣照亮了我們醫藥從業員，趕快加緊學習並身體力行諸多的證據及事實。全株植物飲食能在世界各國防止，阻絕甚至逆轉慢性退化的疾病侵擾破壞百萬生命。

在認識吉姆之前，我已是一家公司的總裁，負責在工作場所健康的促進及提倡，用的都是些一成不變的老方法，像生物識別篩選和健康風險評估。如果檢出有慢性疾病的員工，我們就會建議他們去看他們的初級衛生保健醫生並取得診斷書，其實就是督促他們一定要有恒心地吃藥複診。最後我反躬自問：「是否真的上帝設計讓我們每個人都變得有慢性疾病，然後靠藥物度過餘生？」

我同時也開始問為什麼我們放很少的心力及資源去找出致病的根本原因呢？預防只是掛在嘴邊，只做做乳房 X 光掃描及直腸鏡檢驗。預防和早期發現是不同意義的，天差地別！

時間很巧，我被邀請去聽一位本地癌症醫師的講演。她和聽眾分

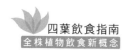
享她以前身體各方面的不適，這包括關節類，纖維肌痛還有皮膚方面的問題。她說曾有一段時間她是靠含咖啡因的飲料及她病人送給她各種不同的糖果零食來度過，然後她拿起一本書告訴大家說：「是這本書改變了我的生命還有我許多病人的生命。」

這本書是湯姆士・克林・坎貝爾的《中國實驗計畫》。我趕緊去買了一本，無法把它放下，直到一口氣讀完。這本書也改變了我成年以後的生命。這本書不單是一本最精辟的研究成果——把營養和人類健康的關聯，並且也把一些我們一成不變的醫療照護系統相互連結了，這是史無前例的一本書。

我最後終於明白，我們的健康照護系統是不照護健康，反而像珊冷・布蘭李這位記者所描述的叫逃避大火制度。我們照護生病的，這是盈利豐厚的病患照顧系統。這系統是叫你不死但也不讓你恢復健康，就這麼拖著，讓這慢性疾病慢慢消磨你。

幸好改變之風起了，愈來愈多的醫生開始認同靠藥丸治病不是辦法，無法持續，而且也不站在病人的立場著想。

凱麗・格拉夫是我在 2014 年一個叫生活方式醫學的會議上認識的，她就是一個亮點的好例子。身為醫生，她重新把她的醫療方式改

變。她教導，充實，裝備並讓她的病人由她提供的資訊和資源來人重新得力，自己來控制自己的健康而非借助他人之手。

以食療為本應是這醫藥改變的基石並使我們的醫療照護系統能夠持續不衰，也帶領人們走上可以永續的健康之路進而達到永續世界！

這本四葉指南的書飽含資訊，可以說是為醫生們特意量身訂做的，它提供了無比的大能工具，讓醫護人員有信心地把四葉的生活方式介紹給他們的病人和客戶。

四葉飲食指南：全株植物飲食新概念

2017年10月初版　　　　　　　　　　　　　　　　定價：新台幣250元

有著作權　翻印必究

Printed in Taiwan

著　　　者	Kerry Graff MD、 J. Morris Hick	
譯　　　者	麥　錦　彬	
	劉　吉　蘭	
	徐　童　童	
發　行　人	林　載　爵	

出　版　者	聯經出版事業股份有限公司	編務統籌	數位出版中心
地　　　址	台北市信義區基隆路一段180號4樓	執行編輯	張　　　彤
編輯部地址	台北市信義區基隆路一段180號4樓	封面處理	稽　蕢　葳
叢書主編電話	(02)87876242轉202		
台北聯經書房	台北市新生南路三段94號		
電　　　話	(02)23620308		
台中分公司	台中市北區崇德路一段198號		
電　　　話	(04)22312023		
印　刷　者	世和印製企業有限公司		
總　經　銷	聯合發行股份有限公司		
發　行　所	新北市新店區寶橋路235巷6弄6號2樓		
電　　　話	(02)29178022		

本書如有缺頁，破損，倒裝請寄回台北聯經書房更換。　ISBN 978-957-08-5015-4 (平裝)
聯經網址：www.linkingbooks.com.tw
電子信箱：linking@udngroup.com

國家圖書館出版品預行編目資料

四葉飲食指南：全株植物飲食新概
念/Kerry Graff MD、J. Morris
Hicks著. 麥錦彬/劉吉蘭/徐童童
譯. 初版. 臺北市. 聯經. 2017年10
月(民國106年)198面17×23公分
譯自：4 Leaf Guide
ISBN 978-957-08-5015-4 (平裝)

1.健康飲食　2.素食
411.3　　　　　　　　　　　　　106016710